Eric Franklin ▪ Entspannte Schultern, gelöster Nacken

Eric Franklin

Entspannte Schultern, gelöster Nacken

Endlich wieder schmerzfrei

Ein Übungsprogramm

Kösel

Ein wichtiger Hinweis

Dieses Buch dient der Erlangung von Beweglichkeit, der Information und Selbsthilfe. Es soll jedoch medizinischen Rat nicht ersetzen. Im Zweifelsfall, bei akuten Schmerzen oder bei bestehender Erkrankung müssen für eine korrekte Diagnose und entsprechende Behandlung stets ein Arzt oder eine andere qualifizierte Fachperson aufgesucht werden.

MIX
Papier aus verantwortungsvollen Quellen
FSC® C013736

Verlagsgruppe Random House FSC®-N001967
Das für dieses Buch verwendete FSC®-zertifizierte Papier
Hello Fat Matt 1,1 liefert Condat, Le Lardin Saint-Lazare, Frankreich.

8. Auflage 2015

Umschlag: Kaselow Design, München
Umschlagmotiv: © Getty Images/Pando Hall
Fotos im Innenteil: Eric Franklin
Illustrationen: Sonja Burger
Druck und Bindung: Kösel, Krugzell
Printed in Germany
ISBN 978-3-466-34429-1
www.koesel.de

Für meine Frau Gabriela und meine drei Kinder
Savita, Roshan und Nalini

Inhalt

Die Nudeln bleiben auf der Gabel

Ich flog einmal von Zürich nach San Francisco. Die Leute saßen stumm in ihren Reihen und lasen Zeitung. Ein Mann behauptete, es käme Wasserdampf aus dem Flügel – Kondensstreifen. Die Stewardess versuchte ihn zu beruhigen. Man aß und schaute Kino: Ein Engel verliebte sich in Meg Ryan. Er stürzte sich von einem Hochhaus hinunter, um Mensch zu werden, und wollte ihre Küsse spüren. Sie war frustriert, weil er nichts spürte. Doch als Engel ist man von allen körperlichen Empfindungen befreit. Man spürt nichts Schmerzhaftes, aber auch nichts Angenehmes – so die Geschichte.

Das Fitnesstraining im Flugzeug bestand aus einem Gang zur Toilette und dem Stehen vor der Toilette, vielleicht noch aus einer kleinen Reckbewegung, um aus dem Fenster zu beobachten, wie es den Kondensstreifen geht. Ob das wohl ausreichen würde, dachte ich mir, um als spürender Mensch in San Francisco zu landen? Als Engel möchte ich sicher nicht landen. Dann doch lieber als Mensch, der spürt, wie sämtliche Gelenke ächzen, der Rücken steif ist und die Schultern verkrampft sind.

Ohne Übertreibung – vor dem Flug fühlte ich mich so: Mein Kopf schwebte auf einem lockeren Hals, er fühlte sich tatsächlich schwerelos an, es war ein Genuss, den Kopf zu wenden, weil ich den Nacken als sehr geschmeidig empfand. Meine Schultern waren luftig wie flaumige Federn, die Atmung frei und tief. Am liebsten hätte ich getanzt. Stattdessen musste ich durch ein schluchtartiges Eingangsportal in den silbernen Zylinder hinein. Ich war selbst überrascht von meinem hochgradig angenehmen Körpergefühl.

Obwohl es mein Beruf ist, Menschen zu helfen, sich in ihrem Körper wohl zu fühlen, befinde auch ich mich nicht immer in diesem exquisiten Zustand. Ich wollte jedenfalls nichts davon auf dem 12-stündigen Flug verlieren. Aber ich war gewappnet, denn ich hatte meine Fähigkeit des Visualisierens, hatte zwei Bälle und nicht zuletzt eine Manuskriptkopie dieses Buches dabei – gespeichert im Kopf.

Gewiss empfing ich einige amüsierte Blicke, als ich meine Übungen im Flugzeug ausführte. Mir war aber wichtiger, dass sich meine Muskeln amüsierten, als dass ich als normaler Fluggast angesehen wurde. Wenn ich nur den kleinsten Beginn einer Anspannung bemerkte, führte ich eine ebenfalls kleine Übung aus. (Beispielsweise musste man zum Essen die Ellbogen an den Körper drücken, damit der Nachbar nicht angestoßen wurde und seine Nudeln auf der Gabel blieben.) Die Verkrampfung floh sprichwörtlich über alle Wolken. Ich war der Meister meines körperlichen Zustands und dies äußerte sich auch geistig. Der Flug ärgerte mich in seiner Überlänge nicht. Es gab immer etwas zu tun. Ich fühlte mich wohl. Ich verließ nach 12 Stunden das Flugzeug als ein Mensch, der gerne spürt, was der Körper meldet.

Ideokinese: Das Üben mit inneren Bildern

Das Gedankengut in diesem Buch basiert auf der »Ideokinese«, nicht zu verwechseln mit der »Kinesiologie«. »Angewandte Kinesiologie« oder »Touch for Health« ist eine Methode, die auf Reflexpunkten und Muskeltests basiert, in der Ideokinese steht das Entwickeln von Körperbewusstsein mit Hilfe von inneren Bildern im Vordergrund.

Ideokinese geht auf Mabel Todd und ihr bahnbrechendes Buch »The Thinking Body« (Der denkende Körper, Erstauflage 1937, Neuauflage 1997!) zurück. Mabel Todd erlitt in den frühen Jahren dieses Jahrhunderts einen Unfall, der sie bewegungsunfähig machte. Die Ärzte hatten sie als hoffnungslosen Fall aufgegeben. Doch sie gab nicht auf und übte mit dem, was sie noch zur Verfügung hatte: mit ihrer Vorstellungskraft. Mabel Todd heilte sich selbst, lernte wieder zu gehen, sogar mit besserer Koordination als zuvor. Obwohl es zu jener Zeit nicht üblich war, mit inneren Bildern zu arbeiten, nützte sie dieses immense Potential in der Haltungs- und Bewegungsschulung. Bald scharten sich SchülerInnen, Patienten und Patientinnen um sie. Zahlreiche so genannte hoffnungslose Fälle wurden von ihr geheilt. Inzwischen wird Ideokinese an vielen Universitäten in den USA unterrichtet und ist Standard für viele Gymnastik-, Tanz- bzw. Bewegungspädagogen und -pädagoginnen. Auch in der Körper- und Physiotherapie oder einfach für den »Hausgebrauch« findet Ideokinese Anwendung. In der Ideokinese geht es darum, die schon vorhandenen Anlagen des Körpers besser zu koordinieren, vor allem aber wird die Voraussetzung für eine effiziente, körperschonende Bewegung geschaffen. Das heißt: nicht nur verbessern, was ich schon habe, sondern verbessern, was ich bin, sich strukturell wandeln, um sich bis in die Körperzellen hinein harmonischer zu fühlen und zu bewegen.

Unter jeder schlechten Koordination schlummert eine gute. Anstatt sich also darin zu verkrampfen, das Schlechte zu korrigieren, tauchen wir in den Körper ein, um das Gute wieder an die Oberfläche zu bringen. Die inneren Bilder wirken dabei als Echolot, welches den Körper dazu animiert, latente Bewegungsmuster wieder zu entdecken. In diesem Sinne ist niemand unbeholfen oder verspannt, sondern die mangelnde Koordination steht im Augenblick im Vordergrund, während im Hintergrund eine bessere auf ihre Auferstehung wartet. Es ist wie eine Theaterkulisse: Wir sehen in der großen Kulisse einen Wald auf der Bühne, aber dahinter ist das Schloss versteckt, welches in der nächsten Szene zum Zug kommt. Das Schloss (in diesem Fall unsere bessere Koordination) ist nie verschwunden, aber wir sehen nur den Wald (die derzeitige Situation) und versuchen, ihn irgendwie in ein Schloss zu verwandeln. Das aber ist viel zu schwierig. Einfacher wäre es, das Schloss zu entdecken.

Die Ideokinese ist ein sehr intuitives Vorgehen, kein Prozess, der auf einem Rezept beruht. Der Mensch ist zu komplex für ein von außen diktiertes Rezept, denn für jeden gelten wieder andere Regeln. Dies sollte nicht verunsichern, denn der Körper ist immer und jederzeit gewillt, sein Tagesrezept preiszugeben. Wie ein solcher Dialog mit dem Körper aussehen kann, habe ich weiter unten in einem Beispiel beschrieben. Der Sinn dieses Buches ist, den Dialog mit dem Körper durch verschiedene Experimente und Übungen in Gang zu bringen. Auf diese Weise habe ich nicht mehr das Gefühl, dass meine Verspannung ein Gegner ist, sondern dass die Verspannung eine Mitteilung meines Körpers und somit ein potentieller Lernschritt ist.

Ideokinese zu unterrichten ist Balsam für den Körper, weil man sich dabei entspannt, koordiniert und zentriert, denn Ideokinese wird über das Eigenerlebnis der Lehrkraft vermittelt. Mit der Zeit entsteht so etwas wie eine automatische Selbstkorrektur. Der Körper lässt zur richtigen Zeit die notwendigen Botschaften in Form von Bildern und neuer Wahrnehmung ins Bewusstsein aufsteigen. Die Umgebung wird zur Inspiration, die Körperzellen orientieren sich an der Lockerheit von flatternden Blättern, oder ein quirliges Bächlein inspiriert uns zu mehr Fluss und Lockerheit.

Beim Üben mit inneren Bildern erleben wir auch, wie mentale Zustände mit der Wahrnehmung der verschiedenen Körpersysteme zusammenhängen. So löst beispielsweise das Erlebnis der Muskulatur einen anderen geistigen Zustand aus als das Wahrnehmen der Organe, Gelenke oder des Nervensystems. Das Harmonisieren der verschiedenen Körpersysteme gibt unseren Gedanken mehr Flexibilität, Bilder und Einsichten über unsere geistigen Verhaltensweisen steigen intuitiv auf. Anstatt den Körper rein intellektuell zu gesundem Verhalten anzuweisen oder Übungen wie Pillen zu verschreiben, entsteht ein partnerschaftlicher Dialog mit dem Körper. Probleme werden an der Wurzel angepackt und wir können auch bei hartnäckigen Rückenverspannungen, Kopfweh, Arthrose usw. unseren individuellen Lösungsweg begehen. Weil wir ungünstige Bewegungsmuster aufdecken und ausschalten, machen wir im Bewegungstraining sehr schnelle Fortschritte.
Dazu braucht es den Willen zur Selbstverantwortung, großes Interesse am Erforschen des Körpers, Neugier und Phantasie. Es ist Zeit, sich daran zu erinnern, dass der Körper fähig ist, sich selbst zu heilen, er braucht nur den richtigen Anstoß dazu. Im Folgenden werde ich berichten, welche Bilder und Ideen an zwei verschiedenen Tagen aufgestiegen sind. Das Thema des Tages wird meist vom Körper gegeben und ist immer voller Überraschungen.
Neben der Ideokinese sind wichtige Ressourcen für unser Vorgehen in diesem Buch eine weitere Methode aus Amerika, die sich »Body Mind Centering TM« nennt, sowie Konzepte aus dem Integralen Yoga. Beginnen wir auf der nächsten Seite mit einem Beispiel eines spontanen Ideokinese-Erlebnisses.

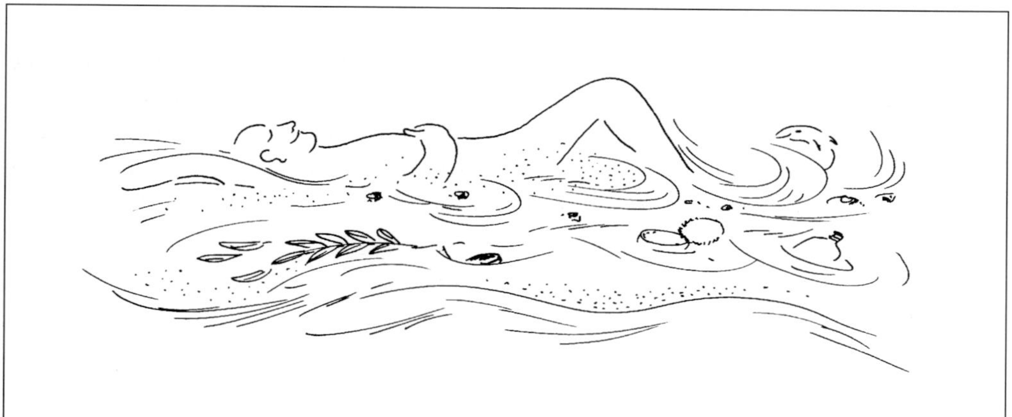

Magische Selbstkorrektur

Es ist wie im Märchen. Ich gehe eines Tages die Straße hinunter und spüre ein Weitwerden hinten am Becken, es entsteht von selbst, ich leiste nichts dazu, mein Kreuz weitet sich, das Steißbein verlängert sich, ein wundersames Gefühl des Lösens im unteren Rücken breitet sich aus.

Ich fühle, wie sich die Knochen vorn an meinem Becken (Schambein) sanft zusammendrücken, was meinen Rücken entlastet. Meine Beine pendeln in perfekter Ausrichtung vorwärts und rückwärts. Ich spüre ganz klar, wie meine Oberschenkelköpfe tief in den Gelenkpfannen sitzen. Und dann das Überraschendste: Meine Fußgelenke (obere Sprunggelenke) entspannen sich links und rechts gleichzeitig, meine Füße werden locker, ein wunderbares Gefühl bei jedem Schritt, ich könnte ewig so weitergehen. Ich gehe im Kreis, um dies weiter zu spüren, obwohl ich schon lange an meinem Ziel angekommen bin. Und ich denke: »Es ist mir egal, ob mir andere Menschen zuschauen, ich will, dass dieses Gefühl von meinem Nervensystem tief verankert wird, so dass es zu einem neuen, permanenten Bewegungsgefühl wird.«

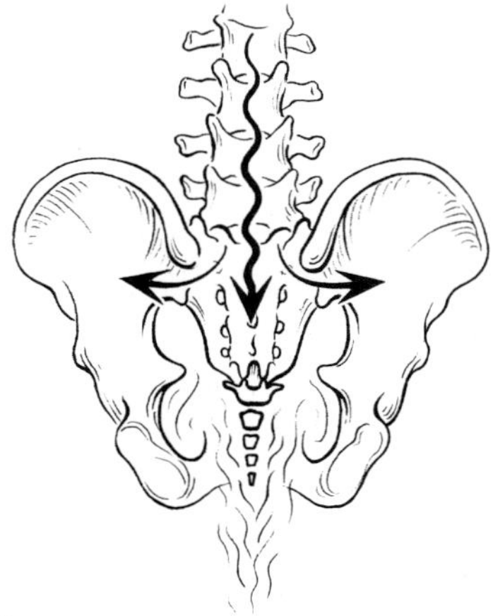

So entdecke ich spontan und im Zeitplan des Körpers das lockere Gehen, eine freie, aufrechte Haltung, entspannte Schultern und eine tiefe Atmung. Erst das spontane Erlebnis signalisiert die Verankerung des neuen Bewegungsmusters tief in meinem Wesen. Bis dahin ist alles Üben nur äußerliche Korrektur, und die Verspannungen werden durch mein Verhalten immer wieder reproduziert.

Gedankenmuster

In der Ideokinese erleben wir, wie wir mit unserem Denken den Körper beeinflussen können. Dazu braucht es Gedankenflexibilität und die Fähigkeit, ungebetene Gedanken aus dem Kopf zu entfernen. Wenn wir mit unseren Gedanken völlig identifiziert sind, merken wir nicht, dass sie austauschbar sind. Erst wenn wir zu unseren Gedanken Distanz gewinnen, als wären sie Sätze auf einer Leuchttafel und nicht zwingend ein Teil unseres Selbst, können wir eine Auswahl treffen. Gedanken sind wie Gäste: Die, die uns schaden, laden wir aus, wohltuende dagegen lassen wir eintreten. Viele Menschen laufen mit zahlreichen ungeladenen und schädlichen Gästen im Kopf herum, befinden sich im Chaos und sind sich dessen nicht bewusst. Falls in unserem Kopf solch ein Gedankenchaos herrscht, wird sich dies negativ auf den Körper auswirken. Wenn es uns aber gelingt, den Einfluss der Gedanken auf den Körper zu erleben und im Falle eines negativen Einflusses zu stoppen, haben wir einen großen Schritt vorwärts gemacht.

Ungestörter Sand

Wir setzen uns bequem auf einen Stuhl und stellen uns vor, dass unser Körper ganz ruhig und unberührt ist, wie eine ausgedehnte Sandfläche. Jeder kommende Gedanke kann potentiell den Sand aufwühlen wie ein starker Wind. Eine Furche wird kreiert, Sandberge werden aufgetürmt und die glatte Oberfläche wird aufgewühlt. Wir beobachten unsere Gedanken, wie sie kommen und gehen. Wir stellen fest, ob sie den ruhigen Zustand unseres Körpers verändern oder nicht, ob sie den Sand stören.
Wir beginnen mit einigen »Übungsgedanken«. Wir stellen uns etwas sehr Angenehmes vor, eine erfreuliche Situation, und stellen fest, ob dies unsere Sandfläche aufwühlt. Nun halten wir eine unangenehme Situation vor dem inneren Auge fest und beobachten die Wirkung auf die Sandfläche. Kann der Sand glatt und ungestört bleiben? Dann lassen wir unseren Gedanken freien Lauf. Wir bleiben in Gedanken beim Sand und schauen, ob es möglich ist, dass er unberührt bleibt. Wir haben zwar Gedanken, aber sie wühlen den Sand nicht auf.

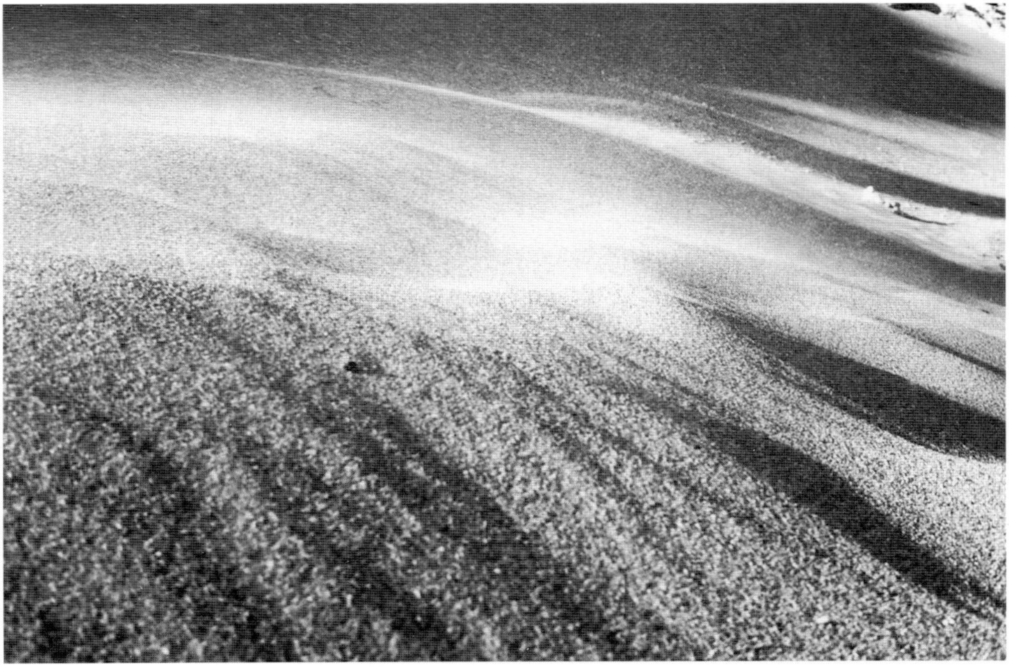

Man kann die Sandflächenübung auch in den Alltag hinaustragen. Wahrscheinlich ist der Sand nach dem ersten Übungstag völlig durchwühlt. Dies zeigt uns symbolisch den Einfluss des Denkens auf unseren Körper. Ich schlage vor, diese Übung vor dem Einschlafen einige Minuten lang auszuprobieren, so dass kein Gedanke unsere innere Ruhe beeinflusst, den Sand stört. Unter diesen Umständen einzuschlafen ist sehr vorteilhaft für unsere Regeneration.

Aufbau dieses Buches

Dieses Buch ist wie ein Nachschlagewerk und zugleich wie ein fortschreitendes Übungsbuch aufgebaut. Man kann sich jeden Tag andere Entspannungs-Leckerbissen heraussuchen oder ganz systematisch durchlesen und üben. Natürlich merkt man sich diejenigen Übungen, die am besten wirken, es empfiehlt sich aber, immer wieder neue Dinge auszuprobieren.
Es ist für jeden Geschmack etwas dabei: Übungen mit und ohne Visualisierung, Übungen mit unterschiedlichem Schwierigkeitsgrad, Übungen mit und ohne Hilfsmittel, anatomisch orientierte Übungen und Übungen mit einem Hauch (oder einem Windstoß) von »New Age«. Übungen, die auch Elemente der Vorstellungskraft beinhalten und auf diesem Weg mehr Körperbewusstsein wecken, werden häufig mit dem Wort »Experiment« bezeichnet. Üben und experimentieren Sie also nach Herzenslust und je nach Lust und Laune. Meine Empfehlung ist, mit der Übungsserie »Entspannung für Einsteiger« zu starten und danach täglich weitere Experimente auszuprobieren.
Wenn Sie die Übungen ausführen, versuchen Sie nicht, in den Kategorien »richtig oder falsch« zu denken. Wenn man eine Übung ausprobiert, macht man das, was den eigenen Voraussetzungen entspricht.
Wenn ich Angst habe, etwas falsch zu machen, bin ich von Anfang an verspannt. Wir erweitern jedoch unsere Bewegungspotential mit Neugier und ohne Anspruch auf sofortige Perfektion. Sollte eine Übung unangenehm sein, heißt das nicht, dass sie falsch ausgeführt wird. Vielleicht ist die Zeit für diese Übung noch nicht reif. Gehen Sie dann einfach zur nächsten Übung über.

Woher kommt Verspannung?

Fast jede Übung und jedes Experiment in diesem Buch ist eine kleine Erklärung für den Ursprung von Schulterschmerzen, sei dies ein biomechanischer, mentaler oder emotionell-seelischer Aspekt. Es überschreitet die Möglichkeiten dieses Buches, jede Ursache für Schulter- und Nackenschmerzen zu erwähnen, das Schwerge-

wicht liegt auf der Praxis. Bei schweren und chronischen Schmerzen sollte in jedem Falle ein Facharzt aufgesucht werden.
Auf den folgenden Seiten werde ich einige mentale/psychologische Aspekte von Stress und Verspannung erläutern. Auch hier kann nur ein Bruchteil der Problematik erwähnt werden. Wer sich für die detaillierten Zusammenhänge interessiert, kann in der vielfältigen psychologischen Literatur über das Stressverhalten des Menschen nachlesen.

Eine Vision für die Schultern

Frage ich in einem Kurs: »Welche Vision habt ihr für eure Schultern und euren Nacken?«, so gibt es selten eine Rückmeldung außer »Keine Schmerzen« oder »Entspannung«. Angesichts der Komplexität der möglichen körperlichen Empfindungen sind diese Antworten etwas dürftig und problematisch. Hätte man gefragt, wie es dem Haustier geht, wären vielleicht differenziertere Antworten zu hören gewesen.
Was ist daran problematisch? Wenn wir keine klare Vision, keine Vorstellung von dem haben, was wir für unseren Körper erzielen wollen, so orientiert er sich an den Bildern und Worten, die wir ihm zufällig und unbewusst einflößen wie »kein Schmerz«, »keine Verkrampfung«, »keine Unbeweglichkeit«. Leider betonen diese Ideen jedoch den Schmerz, die Verkrampfung und die Unbeweglichkeit, und unser Körper treibt wie ein Floß im Wind dieser Gedanken daher. Wir werden zu derjenigen Küste getrieben, die diesen Gedankeninhalten entspricht. Wir hoffen auf Sandstrand, aber uns fällt die Kokosnuss auf den Kopf. Deshalb empfehle ich, die Umwandlung von Schmerzen in Wohlgefühl mit ansprechenden positiven Visionen zu beginnen.
Es folgen einige Beispiele von aufbauenden Visionen und Gedanken zu Schultern und Nacken:
- Wohlgefühl im Nacken und den Schultern befreit mein Denken.
- Die Muskeln arbeiten ausgeglichen, jede Muskelbewegung ist ein Genuss.
- Zentrierte Kraft wohnt in meinem Körper, die Gelenke sind frei, meine Basis ist stabil.
- Mein Körper und Geist fühlen sich beweglich, flexibel.

- Den Alltag meistere ich gelassen.
- Ich habe viel Energie und Lebenslust.
- Jede Arbeit ist ein Genuss.
- Ich spüre wachsende seelische Zufriedenheit.
- Ich habe Aha-Erlebnisse, intuitive Einsichten, die mir immer den richtigen Weg weisen.
- Mein Kopf ist frei und gelöst.
- Meine Atmung ist tief und entspannt.
- Mein Aussehen ist frisch und gesund.
- Ich habe einen ausgeglichenen Stoffwechsel, vor allem genügend Gewebsatmung und Entschlackung.
- Die Organe haben genügend Platz und Beweglichkeit, um ihre Funktionen zu erfüllen.

Man kehre nun die obigen Aussagen ins Negative um – und schon macht man Bekanntschaft mit den Ursachen von Schulterverspannungen:
- Enges Denken
- Zu wenig Bewegung
- Schlechte Haltung und Koordination
- Stress, keine Zeit
- Erschöpfung, Schlaffheit, Trägheit, kein Interesse an seinem Körper
- Dauernd überaktiver Kreislauf
- Schmerzen
- Keine Freude am Beruf
- Unzufriedenheit mit der Lebenssituation
- Kein Vertrauen, mangelnde Intuition
- Kopfweh, Migräne
- Atmung verkrampft
- Unzufriedenheit mit dem eigenen Aussehen

Sicher ist es so, dass jeder von uns seinen speziellen Mix von Gründen für Schulter- und Nackenverspannungen hat. Deshalb wird in diesem Buch eine reiche Palette von Hilfsmitteln angeboten. Die wichtigste Voraussetzung für den Erfolg sind die Eigenverantwortung und das Entwickeln unseres Körperbewusstseins. Die Wahrnehmung ist dabei unser Frühwarnsystem, wir spüren und korrigieren Probleme, bevor sie sich in eine fast unüberwindbare Woge verwandelt haben.

Imaginärer Wasserfall

Wir stellen uns vor, dass wir unter einem imaginären Wasserfall stehen.
Das Wasser fließt über unseren Nacken, über die Schultern und den Rücken.
Alle Verspannungen werden nach und nach hinweggespült.

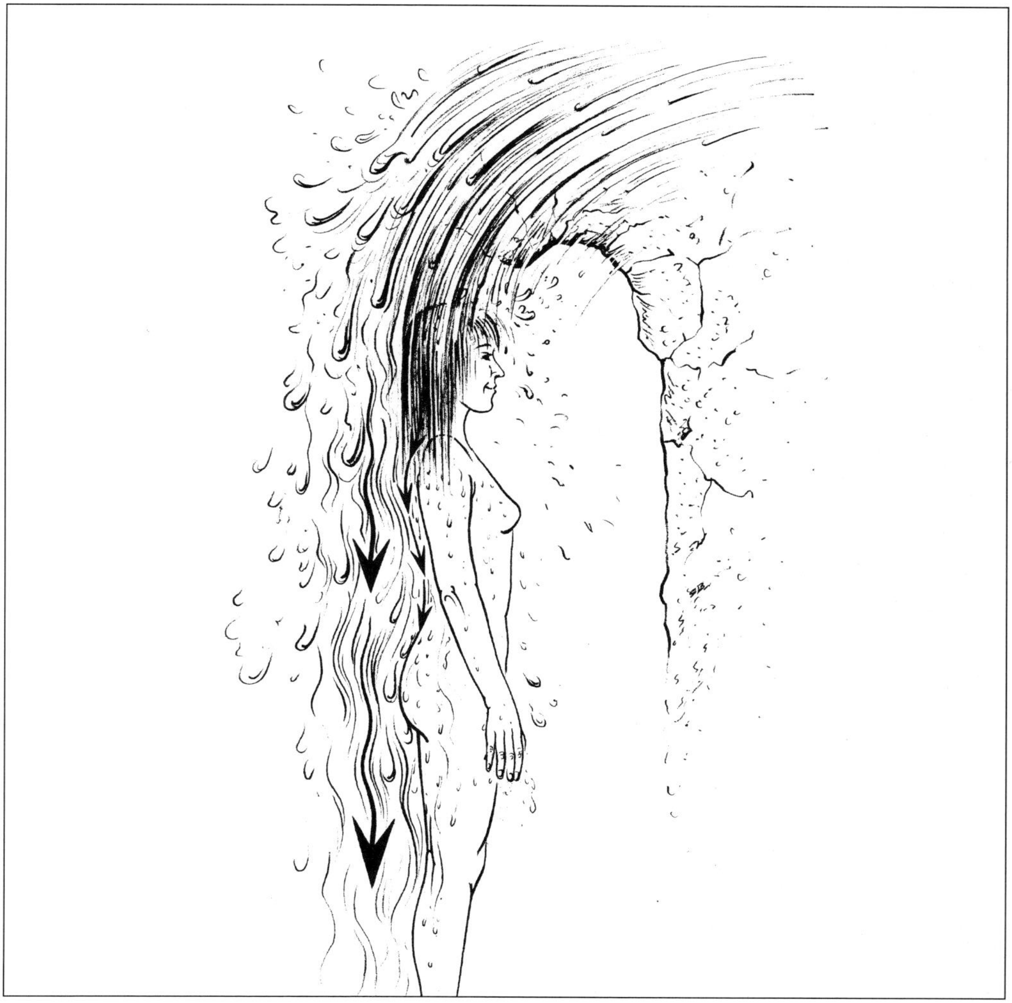

Verspannung als Fehlinterpretation von Bewegung

Man könnte sagen, dass eine Verspannung eine Stelle im Körper ist, die sich eng oder hart anfühlt, die schmerzt, einen Knoten bildet und sich verkrampft. Leider hilft uns diese Beschreibung wenig beim Beheben der Verspannung, deshalb schlage ich folgende Erklärung vor: *Verspannung ist eine Fehlinterpretation von Bewegung.* Wo Bewegung hätte stattfinden sollen, gab es keine, das Resultat: Verspannung. Sie entsteht, wenn alle Systeme des Körpers auf Bewegung getrimmt wurden, aber keine Aktion erfolgte.

Ein Beispiel: Wir werden, auch schon als Kinder, manchmal zu Unrecht getadelt. Wir müssten eigentlich aufspringen und schreien: »Nein, nein, das stimmt nicht, so ist es nicht!« (tun Kinder meist auch). Aber manchmal ist diese Reaktion nicht möglich. Wir sitzen im Schulzimmer – oder als Erwachsener vor unserem Chef. Der Körper ist reaktionsbereit, die Muskeln zittern, warten auf »Entladung«, aber es geschieht nichts. Wir schreiben weiter oder verlassen das Zimmer des Chefs. Eine Reaktion ist dies wohl auch, aber eine physiologisch unzureichende. Nun könnte man sagen, dass es aber nicht realistisch wäre, auf- und abzuspringen, den Lehrer anzubrüllen oder dem Chef mit der Krawatte eine Ohrfeige zu verpassen. Diese Reaktionen hätten möglicherweise Folgen, die zu noch größeren Verspannungen führen würden. Es gibt jedoch mindestens folgende Lösungsmöglichkeiten:

1. Man wartet bis zu einem späteren Zeitpunkt, bei dem man die entsprechende Reaktion ausführt, z.B. auf ein Kissen schlägt.
2. Man lernt auch in unangenehmen Situationen gar nicht erst, in Aktionsbereitschaft zu kommen: Man bleibt physiologisch gelassen, obwohl man ungerechterweise getadelt wird. Man kann sich dabei auf die Körpermitte eine Handbreite unter dem Nabel konzentrieren. (Hara oder Tantien).
3. Man lernt die Funktion des eigenen Körpers kennen, um festzustellen, welche Muskeln und Gelenke man übermäßig angespannt hält. Je harmonischer die Muskeln und Gelenke ausgerichtet sind, umso weniger lädt man sich mit unnötiger Bereitschaft auf.

Besser spät als nie

Manchmal ist es tatsächlich zu empfehlen, eine Reaktion auf eine Situation zu vertagen oder auch nur zu ver»stunden«. Das heißt: Anstatt wütend auf den Chef loszugehen, können wir uns in den Hinterhof begeben, eine Minute lang auf- und abspringen und »Hu Hu Hu« dazu ausrufen. Dabei denkt man jedoch nicht an den Chef, sondern daran, wie alle überschüssige Muskelanspannung aus dem Körper herausgeschüttelt wird. Idealerweise wird man dabei von keinem Arbeitskollegen beobachtet. Ist kein Hinterhof vorhanden, kann man sich auch in das Kopierzimmer schleichen und verbrauchtes Papier in Stücke reißen (und später wieder sorgfältig in den Behälter zurücklegen). Auf diese Weise hat man seine Muskeln durchblutet, statt schlechte Gedankenmuster über den Chef zu produzieren. Kindern kann in solchen Situationen helfen, auf ein Kissen zu schlagen oder mit dem Papi zu raufen.

Schutz vor Verspannung

Verspannungen haben die lästige Eigenschaft, dass sie immer wieder zurückkehren. Ein Grund dafür ist, dass wir sie nicht nur selbst erzeugen, sondern auch von außen aufnehmen. Vor allem bei Müdigkeit und Stress ist es einfach, die Verspannungen anderer Menschen zu absorbieren. Ein eigenes Erlebnis kann dafür gut als Beispiel dienen:

Es ging mir sehr gut. Ich freute mich darüber, dass sich jedes Gelenk und jede Faser in meinem Körper wunderbar anfühlten. Nun hat meine Frau eine Freundin, die auf einem Bauernhof arbeitet und an diesem Tag mit einem verletzten Bein zu Besuch kam. Ein scheuendes Pferd, das geimpft werden sollte, hatte den Unfall verursacht. Der obere Teil des Schienbeins war gebrochen, ihr Knie schmerzte noch immer. Da ich diese Dinge sehr gut visualisieren konnte, befiel mich ein gewisses Unbehagen – was wäre, wenn so etwas mir passieren würde? Zum Glück musste ich ja keine Pferde impfen. Die Frau war außer sich und wütend auf die nicht selbst verschuldete Situation – die Tierärztin wollte das Pferd im Wagen impfen (ohne Ausweichmöglichkeit).

Am selben Abend begann mein eigenes Knie weh zu tun. Über das Wochenende konnte ich es zwar wieder kurieren, behandelte dann aber meinen Sohn, der ein Problem am Fußballen hatte. Am nächsten Tag tat mir der Fußballen weh, der meines Sohnes war in Ordnung. Ich merkte, dass ich müde und nicht zentriert war. Es gelang mir aber trotzdem, auch meinen Fuß wieder zu kurieren. Drei Tage später hatte ich Probe. Eine Tänzerin kam mit einem versteiften Nacken, am selben Nachmittag hatte ich ebenfalls einen. Alles Zufall? Ich konnte eigentlich nur noch über das Ganze lachen. Ich fühlte mich wie ein Schmerzschwamm.
Wie aber bleibt man entspannt, wenn die Menschen um einen herum verspannt sind? Ich nenne zwei Möglichkeiten.

1. Menschen meiden, die verspannt sind, und dabei keine Schuldgefühle haben.
2. Die eigene Entspannung kann von außen nicht gestört werden. Die Entspannung ist gleichermaßen in Körper und Geist verankert und wird durch äußere Umstände nicht ins Wanken gebracht.

Die folgenden Übungen und Ideen können helfen, die eigene Entspannungssphäre beizubehalten, auch wenn die Umgebung vor Verkrampfung nur so strotzt.

Locker durch das Dickicht der Verspannung

Diese Partnerübung darf ruhig mit einer Prise Humor ausgeführt werden. Wir stehen unserem Partner gegenüber und bewegen uns gemeinsam mit viel Fluss und Geschmeidigkeit. Es hilft, eine entsprechende Musik zu spielen, um das Gefühl des Fließens zu spüren. Doch dann bewegen wir uns mit sehr viel Anspannung und bleiben dabei in Blickkontakt. Die Musik muss jetzt entweder abgestellt oder durch eine entsprechende »Verkrampfungs-CD« ersetzt werden (wilde Rockmusik oder Techno z.B.). Als Nächstes versuchen wir, das Gegenteil unseres Partners zu machen: Während wir uns ganz locker und fließend bewegen, soll er/sie verspannt sein. Jeder probiert standhaft, seine Bewegungsart beizubehalten. Das Ziel ist, den anderen aus dem Konzept zu bringen. Dann wird gewechselt.
Wer sich fließend locker bewegte, darf nun mit höchster Anspannung agieren, wer angespannt war, soll weich die Arme und den Rücken pendeln.
Zum Schluss schütteln wir unseren ganzen Körper so richtig durch: Arme, Beine, den Rumpf und auch den Kopf.

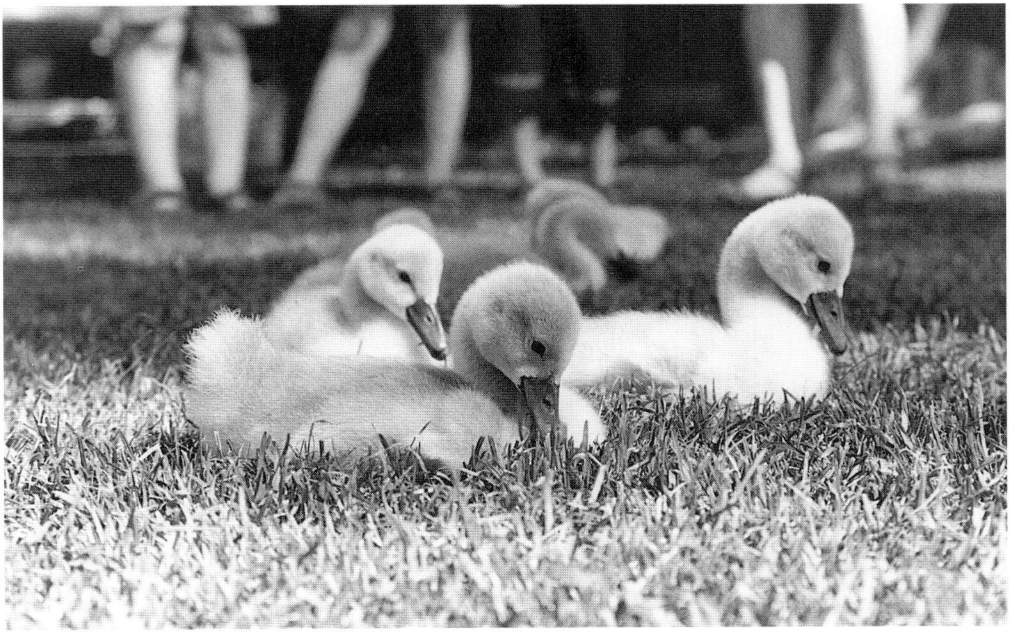

Durch diese Übung erstarkt unsere Fähigkeit, unser entspanntes Körpergefühl auch gegenüber einer verkrampften Umgebung beizubehalten. Das nächste Mal, wenn Sie einem verspannten Menschen begegnen, denken Sie sich einfach: »Ich bin fließend, meine Schultern fließen.« Es ist erstaunlich, wie einfach es sein kann, unter ungünstigen Umständen auf diese Weise locker zu bleiben, und vielleicht sogar zu erleben, dass das Leben weich sein kann:

Eines Morgens hatte ich das Gefühl, dass die ganze Welt um mich herum irgendwie weicher war als sonst. Die Gebäude und Autos waren weich, die Straßen und Bäume waren weich, alles schien sanfter und geschmeidiger. Dabei war es aus »objektiver« Sicht gar kein Prachtmorgen: Nieselregen, die Straßen nass, es war düster und kalt. Natürlich wusste ich, dass gemäß üblicher Interpretation harter Stein unter meinen Füßen war und die Gebäude um mich herum nicht aus Gummi bestanden, aber an diesem Tag schien trotzdem alles weich und elastisch zu sein. Ich genoss diese Wahrnehmung in vollen Zügen. Das Ganze fühlte sich sehr regenerierend an und erinnerte an den Flaum von Babyenten oder Kleintieren, die sich ebenfalls mit Weichheit umgeben.

Nun merkte ich auch, wie an diesem Tag alles besser voranging. Obwohl sich auf der Straße ein Stau bildete, schien es mir, als müsste ich nicht warten, und die Autos verteilten sich wie Pudding. Falls ich irgendwo abbiegen wollte, ergab sich wie von selbst der notwendige Raum. Der Boden unter meinen Füßen war elastisch, mein Gang federnd und die Menschen, denen ich begegnete, schienen flexibler als sonst, sowohl im körperlichen als auch im geistigen Verhalten. Ich empfand: Das Leben ist weich, das Leben ist flexibel, das Leben ist elastisch. Es fiel mir auf, dass im Volksmund nur der Begriff »Das Leben ist hart« existiert. Ja, natürlich, wenn man das so sieht, wird's auch so sein. Ich aber hatte heute etwas anderes erlebt und sagte mir deshalb: »Das Leben ist weich, die Schultern sind entspannt.« Es war keine intellektuelle Entscheidung, dies auszuprobieren, sondern es passierte mir einfach.

Umgib dich mit Weichheit

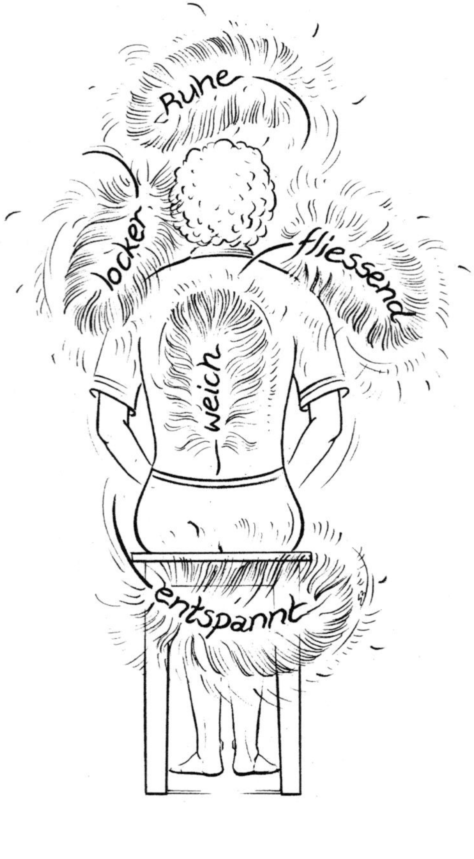

In diesem Experiment richten wir unsere Aufmerksamkeit auf den Raum um uns herum. Wir stellen uns vor, dass die Luft ganz weich ist, sie fließt gemütlich um unsere Schultern, sie fühlt sich an wie ein Seidentuch. Ich atme nur diese Luft, diese weiche, angenehme, lockere Luft. Ich habe meine eigene Sphäre der Lockerheit. Den ganzen Tag versuche ich nun, diesen weichen Mantel mit mir herumzutragen. Wenn etwas Hartes auf mich zukommt, bleibe ich weich und nehme nichts vom Harten auf.

Zeitdrücker und Zeiträuber

Wenn man das Gefühl hat, dass zu wenig Zeit vorhanden ist, um das zu tun, was man glaubt, tun zu müssen, steht man unter Zeitdruck. Dies ist für viele Menschen eine bekannte Situation. Eines Tages nun, während ich viel zu erledigen hatte, begann ich über das Wort »Zeitdruck« nachzusinnen. Ich spürte die körperliche Wirkung des Zeitdrucks wie eine Kompression in meinen Körperzellen, als eine Anspannung in den Schultern und im Herzbereich. Da ich schon meine Erfahrung mit Weichheit hatte, fragte ich mich, ob es ein Gegenstück zum Wort »Zeitdruck« gäbe.

Ich fand aber keines, also versuchte ich, eines zu erfinden: Zeitgenuss, Zeitfülle, Zeitgabe, Zeitfreude, Zeitüberschuss, Zeiterquickung, Zeitgelöstheit. Etwas wurde mir sofort klar: Im Sprachgebrauch war nur der negative Zeitbegriff üblich. Diese Überlegungen reichten aus, um das Druckgefühl zu mildern. Allein das Aufzählen der positiven Zeitbegriffe hatte dies bewirkt. Zwei Tage später besuchte ich mit einer Kollegin einen Kongress. Sie wollte sich in der Pause einen Cappuccino bestellen. Viele Menschen drängten sich um den Getränkestand. Die Servierdame meinte: »Ich kann jetzt keinen Cappuccino machen, das ist zu zeitraubend.« Aha, dachte ich, Zeitdiebstahl! Wer hat das nicht schon erlebt! Einen Cappuccino herzustellen würde Zeit beanspruchen, die man besser in noch kleinere Tranchen aufteilen könnte, um vielleicht drei Tees oder gewöhnliche Kaffees zuzubereiten, statt eben nur einen Cappuccino. Der Glaube daran, dass es schnell gehen muss, weil man sonst etwas weniger tut oder Zeit verliert, um etwas anderes zu machen, führt zum größten Verlust: nämlich der Zeitruhe (oder ist es Zeitfreude?)

Zeitfülle

Wir atmen tief ein und aus und vergegenwärtigen uns: Es gibt unendlich viel Zeit. Eine nie erlöschende Zeitquelle sprudelt zauberhaft vor sich hin. Diese Quelle steht uns in jedem Augenblick zur Verfügung. Die Zeit breitet sich vor uns aus wie ein unendlicher Goldteppich. Je mehr wir in diesem Gefühl baden, umso besser geht es unseren Zellen.

Entspannung für Einsteiger

Im folgenden Abschnitt beginnen wir das Üben mit Bewegung, Atmung und Vorstellungskraft. Am meisten profitieren wir von den nachfolgenden Übungen, wenn dabei unsere Konzentration auf den Körper gerichtet ist.
Ein wichtiger Faktor ist die Zentrierung, eine innere Sammlung, die uns ermöglicht, den ganzen Körper auf einmal zu spüren und unsere Bewegungen koordiniert auszuführen. Im folgenden Experiment beginnen wir, die Energie um unseren Körper herum zu spüren.

Energieball in der Hand

Wir reiben unsere Handinnenflächen aneinander, bis etwas Wärme entsteht. Dann entfernen wir die Hände etwa 2 cm voneinander und lenken unsere Aufmerksamkeit auf den Raum zwischen den Händen. Zunächst atmen wir in den Zwischenraum ein und aus, dann stellen wir uns vor, dass wir einen Energiestrom von einer Handinnenfläche zur anderen leiten. Nach ein bis zwei Minuten bewegen wir unsere Hände langsam aufeinander zu und wieder voneinander weg.
Es kann sein, dass wir zwischen unseren Händen einen Druck, Wärme oder einen Sog spüren, dass sich der Raum zwischen den Händen magnetisch anfühlt oder wie ein Energieball. (Wenn wir nicht sicher sind, ob wir überhaupt etwas spüren, können wir eine Hand nach oben bewegen, so dass die Handinnenflächen nicht mehr einander gegenüberliegen. Wir stellen dann fest, dass wir das magnetische Feld nicht mehr wahrnehmen.) Mit dem magnetischen Feld zwischen den Händen können wir unserem Körper etwas Gutes tun, ihm ein Energiegeschenk geben. Gibt es eine Stelle in unserem Körper, die etwas verspannt ist oder Energie braucht, so legen wir unsere Hände dorthin. Wir können auch zwei verschiedene Stellen gleichzeitig berühren. Wir stellen uns vor, dass dieser Bereich mit frischer Energie aufgeladen wird und sich entspannt.

Eine andere Möglichkeit ist, die Arme zu überkreuzen und die Hände auf die Schultern zu legen. Wir spüren, wie in diesem geschützten Raum die Energie unserer Hände die Schultern löst. Wenn wir einen dicken Pullover tragen, gestaltet sich dies allerdings schwierig, denn die Arme werden vom Körper weggedrückt.

Organe machen beweglich

Im folgenden Experiment stellen wir fest, dass das Entspannen und energetische Aufladen eines Organs unsere Beweglichkeit direkt beeinflusst. Dazu verwenden wir Visualisation, Berührung und unsere Stimme. Die Nieren sind ein Schlüsselorgan für die Lockerheit des ganzen Körpers und sollten täglich mit Aufmerksamkeit gepflegt werden.

Energie für die Nieren

Wir reiben die Hände noch einmal aneinander, bis etwas Wärme entsteht. Wir entfernen die Handinnenflächen einige Zentimeter voneinander und spüren den Energieball. Nach etwa einer Minute legen wir die linke Hand auf der Höhe der Nieren (im Bereich der untersten Rippe) auf den Rücken.

Die rechte Hand legen wir unterhalb der Rippen auf derselben Körperseite auf den Bauch. Wir stellen uns vor, wie ein Energiestrom von einer Hand zur anderen durch die Nieren fließt. Wir bieten den Nieren die aufbauende Energie unserer Hände an. Wir lenken unsere Atmung in die Nieren hinein, so dass sie sich aufgehoben und getragen fühlen. Wir visualisieren die Niere als einen Filter, der alle Spannungen aus unserem Blut herausfiltriert. In dieser Tätigkeit wollen wir sie unterstützen. Unser Blut wird erfrischt wie Quellwasser, das durch viele Schichten Sedimentgestein geläutert wieder zum Vorschein kommt.

Wir versuchen, die Niere ein wenig in Schwingung zu bringen, indem wir ein tiefes AAAAA singen. Wir stellen uns vor, dass die Niere durch dieses AAAAA anfängt, zu vibrieren.

Nach etwa einer Minuten lassen wir die Arme auf der Seite des Körpers locker pendeln und spüren den Unterschied zwischen den beiden Körperhälften. Ist

die Schulter auf der linken Seite etwas entspannter? Bietet der Fuß auf der linken Seite einen besseren Stand? Nun heben wir das linke Knie, dann das rechte Knie nach oben. Welches Bein lässt sich einfacher anheben? Wir strecken die Arme senkrecht nach oben. Welche Schulter ist lockerer? Wir drehen unseren Oberkörper nach links, dann nach rechts, auf welche Seite lässt sich der Oberkörper besser drehen?
In einer Variation zu dieser Übung können wir auch beide Hände gleichzeitig auf Höhe der Nieren auf den Rücken legen. Wir atmen in die Nieren und stellen uns vor, wie sie sich im Atemrhythmus weiten und wieder entspannen. Nach einigen Minuten nehmen wir die Hände weg und spüren, wie sich unser Rücken und die Schultern entspannt haben.

Die Sein-Tun-Balance

Wenn wir endlich Zeit haben, uns zu spüren, ist es fast so, als wären die sensorischen Nerven eingeschlafen, wir müssen sie durch Training wieder aufwecken und stimulieren. Wenn wir den ganzen Tag die Spürnerven fördern, haben wir mehr Energie und Konzentration. Dabei ist nicht die Quantität, sondern die Qualität der Wahrnehmung entscheidend.

»Eine Minute lang sein statt tun«

In einer locker stehenden Position lenken wir unsere Aufmerksamkeit auf unsere Füße. Wir spüren die Füße entspannt auf dem Boden. Gleichzeitig lassen wir unserer Atmung freien Lauf, wir behindern sie nicht in ihrer Tätigkeit. Wir spüren, welche Teile des Körpers durch unsere Atmung bewegt werden: Brustkorb, Bauch, Rücken, Becken, Arme, Beine. Wir beobachten, wie unser inneres Auge sich spontan im Körper herumbewegt.
Wir lassen dies zu, ohne intellektuell einzugreifen. Unser Fokus ist auf der wachsenden inneren Ruhe. Es ist, als ob wir ein Kind beruhigen wollten, indem

wir selbst ganz ruhig werden. Wir beobachten friedvoll unseren Körper, unsere Gehirnzellen und jede Zelle im Körper ist gelassen. Nun lassen wir alles los, auch die innere Beobachtung – wir sind, ohne ein Tun.

Hauptbeschäftigung Erneuerung

Oft denken wir, dass wir immer etwas tun müssen, um zu heilen oder uns zu verbessern. Doch in Wirklichkeit ist unser Körper in jedem Augenblick damit beschäftigt, uns selbst zu heilen. Fortwährend schwirren Millionen von Immunzellen in uns herum und reinigen uns innerlich. Die Hypophyse sorgt zusammen mit den anderen Drüsen und Hormonen für ein konstant gehaltenes, perfektes inneres Milieu. Würde das nur für kurze Zeit nicht der Fall sein, wären wir nicht lebensfähig. Billionen von Zellen sind emsig damit beschäftigt, neue Körperbausteinchen (Proteine) zu kreieren.
Schon in der Zeit, in der Sie diesen Abschnitt lesen, wurden Tausende von Zellen durch Teilung neu geboren. Jedes Organ ist in jedem Augenblick dabei, sich neu zu kreieren. Sie sind ein neuer Mensch, jedenfalls im Vergleich zu dem Menschen, der Sie vor wenigen Jahren waren: Fast jede Zelle wurde in in Ihrem Körper ersetzt. Die Hauptbeschäftigung des Körpers ist also Erneuerung und Regeneration. Wir dürfen ihm in diesem Prozess voll vertrauen, statt unsere Aufmerksamkeit vor allem auf unsere Gebrechen zu lenken.

Erneuerung

Versuchen Sie, folgende Ideen zu leben: »Mein Körper heilt in jedem Augenblick. Alle Körperzellen werden dauernd erfrischt und aufgetankt. Mein Körper wird mehr und mehr zum Inbegriff der Erneuerung und der Regeneration. Ich kann ihm voll vertrauen.«

Die Schultern stöhnen lassen

Jene Muskeln, die sich nach oben bewegen, sind bei den meisten Menschen verspannt. Weil wir unsere Schultern zu hoch tragen, leiden sie unter ständiger Verkürzung. Zwei dieser Muskeln heißen Trapezmuskel (Kapuzenmuskel) und Schulterblattheber (siehe auch Seite 76 ff. und 85 f.).
Das zu hohe Tragen der Schultern belastet die Wirbelsäule und macht den Körper unstabil. Und dies kostet Energie. Wenn wir aber den Trapezius und den Schulterblattheber entspannen, wird unsere innere Ruhe größer, unsere Atmung tiefer und wir sind mehr »geerdet«. Wir entdecken, dass Gelassenheit, Geschehenlassen und die Entspannung unserer Schultern eng zusammenhängen. Geschehenlassen heißt nicht einfach alles zuzulassen, sondern mit den Alltagsereignissen ohne Verkrampfung umzugehen. Das Leben beginnt zu fließen, Dinge geschehen von selbst, wir ziehen Hilfsbereitschaft an.
Erstaunlicherweise ist es nützlich, noch einmal stark in die Verkürzung der Muskeln einzutauchen, bevor man sie löst und entspannt. Es ist so, wie wenn man sich mit einem Bötchen vom Ufer entfernen will: Man muss sich stark vom Ufer abstoßen, um von ihm wegzukommen.
In folgendem Experiment werden wir auch die Stimme einsetzen. Sie ist ein wichtiger Bestandteil der Übung und in ihrer Wirkung nicht zu unterschätzen. Wenn wir die menschliche Evolution genau betrachten, war es nicht die Entwicklung unserer Hände oder des Gehirns, welche mit der Aufrichtung unserer Haltung vom Vier- zum Zweibeiner einherging, sondern die Veränderung des Stimmapparates, des Kehlkopfes und des Rachens. Eine aufrechte Haltung ist die Voraussetzung für Sprache. Stimme und Sprache helfen uns, uns aufzurichten.

Seufzende Schultern

Wir heben unsere Schultern nach oben in Richtung Kopf. Nun senken wir die Schultern wieder ganz langsam nach unten. Wir spüren, wie die Muskelfasern dabei kaugummiähnlich in die Länge gezogen werden. Es hilft, wenn wir beim Senken der Schultern ausatmen und visualisieren, wie die Schulterblätter auf dem Rücken nach unten gleiten. Wir heben die Schultern noch einmal nach oben und spüren bewusst die Verkürzung und Anspannung

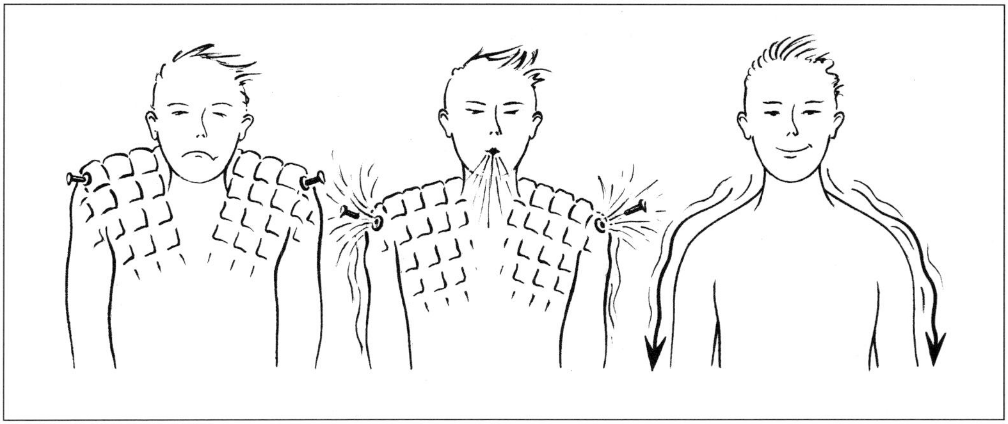

der Muskeln. Nun übergeben wir die Schultern der Schwerkraft und lassen zu, dass sie langsam nach unten gezogen werden. Versuchen Sie, die ganze Arbeit der Schwerkraft anzuvertrauen. Die Muskeln fließen auseinander, Kopf und Schultern entfernen sich voneinander. Es ist fast so, als könnten die Schultern auf das Becken fallen.
Wir wiederholen die Übung noch einmal und seufzen dazu mit einem lauten AAHH oder OOHH, während die Schultern nach unten sinken. Es ist so, als würden die Muskeln seufzen, um endgültig alle angesammelte Spannung zu verabschieden und ihre ganze Luft abzulassen wie aus einer Luftmatratze.
Wir heben unsere Schultern und senken sie. All unsere Probleme fallen auf die Erde, wo sie aufgenommen werden und »recycelt« als eine wunderschöne Blume wieder emporsprießen.
Ein letztes Mal heben wir die Schultern, atmen ein und senken sie mit einem herzhaften Stöhnen. Seufzen Sie, lassen Sie alles, was Sie jetzt nicht brauchen, auf den Boden fallen – plumps. Lassen Sie Ihren Kummer im Boden versickern. Spüren Sie, wir Ihr Kopf frei wird. Öffnen Sie Ihren Körper, machen Sie ihn empfänglich für das Neue und Gute. Atmen Sie Hoffnung und Harmonie ein. Spüren Sie die Elastizität Ihres Brustkorbs und tönen Sie auf I I I I I, das hilft, der Wirbelsäule mehr Länge zu geben. Spüren Sie die Elastizität Ihres Brustkorbs und tönen Sie auf OOOOO, das hilft, dem Körper mehr Tiefe zu geben. Spüren Sie die Elastizität Ihres Brustkorbs und tönen Sie auf EEEEE, das hilft, dem Körper das Gefühl der seitlichen Ausdehnung zurückzugeben.

Schultern drapieren Becken

Physikalisch gesehen ruht das Gewicht der Schultern über die Verbindungswege Brustkorb und Wirbelsäule auf dem Becken. Um dies zu spüren, stellen wir uns beim Absenken der Schultern vor, dass die Schultern bis auf das Becken hinunterfallen. Wichtig dabei ist, den Prozess zu visualisieren, und nicht den Endzustand. Wir spüren also das langsame Absenken als einen gemütlichen Prozess, der fortdauert und nie zum Anhalten kommt.

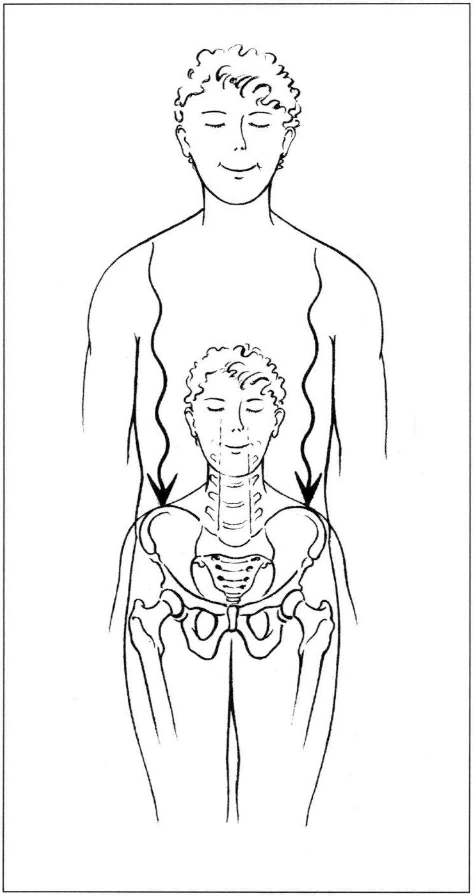

Nun können Sie sagen, dass die obigen Schulterabsenk-Übungen toll sind, aber bei den papierdünnen Wänden Ihrer Wohnung der seufzende Stimmeinsatz beim Nachbarn die Gerüchteküche anheizen würde. Das wiederum könnte die erst frisch erlangte Lockerheit gefährden. Hier hilft das Röhrchen-Experiment.

Röhrchen-Experiment (nach Carola Speads)

Wir nehmen ein gewöhnliches Röhrchen zur Hand und atmen durch das Röhrchen aus. Die Einatmung findet wie gewöhnlich durch die Nase statt, während wir das Röhrchen in der Hand halten. (Keinesfalls sollte während des Einatmens das Röhrchen zwischen den Zähnen festgehalten werden, das verspannt den Kiefer und macht die

Wirkung wieder zunichte.) Die Übung ist sehr beruhigend, sie wirkt entspannend auf das Nervensystem und vertieft die Atmung. Die Einatmung sollte ganz normal sein. Nicht tief Luft holen, um durch das Röhrchen zu blasen, davon wird einem schwindlig. Ruhig atmen und beim Ausatmen das Röhrchen an die Lippen halten und ruhig ausatmen.

Schultern und Röhrchen

Wenn wir nun die Röhrchenatmung ein wenig geübt haben, können wir die Schultern beim Einatmen anheben und beim Ausatmen durch das Röhrchen langsam nach unten senken. Wir achten darauf, dass die Hand und der ganze Arm auf der Seite, auf der wir das Röhrchen halten, locker bleiben. Wir wiederholen das Einatmen-Ausatmen-Absenken etwa drei bis vier Mal. Dann machen wir eine Pause und stellen fest, wie es unseren Schultern, der Atmung und der Körperhaltung geht. Richtig ausgeführt ist diese Übung ein absoluter Stressvernichter. Haben wir kein Röhrchen dabei, können wir die Schultern mit einem leicht zischenden SSSSS-Laut absenken. Wichtig ist, ganz normal Luft zu holen und das SSSSS nicht allzu lange auszudehnen.

Abklopfen

Das Abklopfen mit den Händen ist eine sehr einfache und wirksame Technik. Dabei konzentriert man sich ganz auf den Bereich, den man gerade berührt. Das Klopfen fördert die Zirkulation im Gewebe und lockert die kleinsten Gefäße, die so genannten Kapillaren oder Haargefäße. Dies verbessert die Durchblutung, entschlackt und entspannt die Muskulatur. Dabei sind die Finger locker ausgestreckt, das Handgelenk ist elastisch und federt bei jedem Klopfen etwas ab.

Abklopfen

Wir beginnen mit dem Abklopfen des Bauches. Nachdem wir in der Mitte des Bauches im Uhrzeigersinn um den Nabel herum geklopft haben, bewegen wir unsere Hände in Verdauungsrichtung, dem aufsteigenden Dickdarm folgend, auf der rechten Körperseite nach oben. Wir klopfen auf dem queren Dickdarm von rechts nach links auf Oberbauchhöhe. Wir klopfen auf der linken Körperseite entlang dem absteigenden Darm nach unten und queren auf dem Unterbauch von links nach rechts. Wir wiederholen dieses kreisförmige Klopfen etwa dreimal.

Nun klopfen wir alle Seiten des linken Armes ab. Wir beginnen bei der Innenseite der Hand und klopfen bis zur Achselhöhle zurück. Wir klopfen oben an der Schulter weiter und wieder hinunter zur Hand. Von dort klopfen wir vom Daumen beginnend auf der Innenkante des Armes zurück zum Schlüsselbein. Jetzt bleibt nur noch die Außenkante des Arms: Wir klopfen dabei vom Schulterblatt hinaus bis zum kleinen Finger. Bevor wir die andere Seite abklopfen, vergleichen wir das Gefühl in beiden Armen.

Fühlt sich der Arm locker und leicht an? Wie geht es den Schultern? Wir wiederholen den Prozess beim rechten Arm. – Diese Übung lässt sich natürlich auch gut mit einem Partner ausführen (siehe Seite 115 f.).

Wir klopfen nun den Kopf ab. Hier sollten wir sehr vorsichtig sein und unsere Fingergelenke ganz locker halten. Wir spüren, wie unsere Schädelplatten unter unseren Fingern ein wenig vibrieren können.

Den Backenknochen und dem Kiefer sollte beim Abklopfen besondere Aufmerksamkeit geschenkt werden. Währenddessen lassen wir den Kiefer etwas hängen, die Zunge ist entspannt.

Wir klöpfeln nun noch das Brustbein, weil es die Thymusdrüse aktiviert. Ein tönendes Ausatmen auf AAHH ist für die Aktivierung der Thymusdrüse sehr förderlich. Dieses Organ ist ein wichtiger Agent unseres Immunsystems. Der obere Rücken ist (ohne Partner) für das Klopfen nicht gut erreichbar, doch für den unteren Rücken empfiehlt es sich, laut auf OOHH auszuatmen und die Hände zu lockeren Fäusten zu ballen.

Die Beine sollten nur in jenen Bereichen abgeklopft werden, die für Sie bequem erreichbar sind. Die Beinvorderseite klopfen wir von den Hüftgelenken in Richtung Zehenspitzen ab. Wir kehren zurück zum Becken, indem wir von der großen Zehe zur Innenseite des Beines und dann bis zum Schambein hinaufklopfen. Von der Seite des Beckens klopfen wir außen am Bein hinunter bis zur kleinen Zehe. Wir berühren die Fersen (sofern bequem erreichbar) und klopfen auf der Rückseite der Beine aufwärts. Stellen Sie sich das Zellwasser im Muskel vor, wie es unter Ihren Klopfbewegungen vibriert. Das flüssige Element im Muskel zu betonen ist ein bedeutendes Heilmittel für Verspannungen.

Armschütteln

Muskeln sind nicht starr am Knochen fixiert. Sie können sich in beachtlichem Maße um den Knochen herumbewegen. Auch sind Muskeln schichtweise in bindegewebigen Hüllen eingepackt. Der Muskel kann sich in diesen Bindegewebshüllen verschieben, sonst wäre eine Muskelkontraktion nicht möglich. Wenn wir unseren Arm schütteln, hilft dies, die relative Beweglichkeit von Bindegewebe und Muskeln wiederherzustellen, und ermöglicht eine bessere Verteilung der Körperflüssigkeit.

Verspannungen lassen sich nicht nur im Muskel und seinem Bindegewebe, sondern auch an anderen Stellen orten. Blut- und Lymphgefäße, Bänder und Knochen – jedes Gewebe kann sich verspannen. Durch die folgende Schüttelübung wird das Gewebe entklebt, wodurch sich die körperinterne Raumaufteilung verbessert, das heißt, es kann sich Entspannung verbreiten. Vielleicht hilft ein Vergleich: Wenn wir Sand auf einem Teller verteilen wollen, so tun wir dies, indem wir den Teller leicht schütteln.

Wenn wir den Arm schütteln, werden auch Bänder, Sehnen, Gefäße, Knochen und Knochenmark bewegt, und nicht nur die Muskulatur. Auch die Nerven werden bewegt.

Armschütteln, Beinschütteln

Wir halten den rechten Arm horizontal vor uns in der Luft. Wir schütteln den Arm und stellen uns vor, dass die Muskeln um die Knochen herumschwingen. Als wären die Muskeln ein zu groß geratener Hemdsärmel, flattern sie locker um den Knochen herum. Nach Lust und Laune visualisieren wir andere Gewebe, die geschüttelt werden: die Gefäße, das Knochenmark und die roten und weißen Blutkörperchen.
Ich konzentriere mich auch auf die zarten Nervenendungen. Ich stelle mir vor, wie diese gelockert und ausgeschüttelt werden wie ein Staubwedel, den ich gerade aus dem Fenster halte. Die Nervenendungen befreien sich dabei von allen ausgedienten Gefühlen, so dass sie offen sind für Neues. Bevor wir den linken Arm schütteln, vergleichen wir das Gefühl der beiden Körperseiten. Oft stellen wir dabei erstaunliche Unterschiede zwischen den Seiten fest. Was solch ein Schütteln alles bewirken kann!
Natürlich lässt sich dieselbe Übung auch mit den Beinen ausführen, nur haben wir hier die Schwierigkeit des Gleichgewichts auf einem Bein, falls wir im Stehen üben. Ansonsten empfehle ich das Üben im Sitzen. Wir halten uns mit beiden Händen an der Stuhlkante fest und schütteln ein Bein aus, während das andere Bein ein wenig gegen den Boden drückt. Ich empfehle, dabei mit verschiedenen Schüttelgeschwindigkeiten zu experimentieren: Einmal sind wir dann dem Vibrieren nahe oder unser Schütteln ist wie das lockere Treten eines Balles. Lassen sich beide Beine gleich gut schütteln?

70% Wasser

Der Mensch besteht aus 70% Wasser. Der größte Teil dieses Wassers befindet sich in unseren Körperzellen, die also wie kleine Wasserreservoire visualisiert werden können. Der Rest ist Zwischenzellflüssigkeit, Blut, Lymphe oder Liquor (Flüssigkeit um das Gehirn und Rückenmark). Der Mensch produziert sogar einen ansehnlichen Teil seines Wassers selbst, und zwar in den Mitochondrien der Zellen. Die Schultern bestehen also zu 3/4 aus Wasser. Wie kann sich Wasser verspannen?

Das Plätschern in den Schultern

Wir stellen uns all das Wasser in unserem Körper vor. 100 Trillionen Wasserreservoire in der Form von Zellen und etliche Kilometer Gefäße mit zirkulierendem Blut. Diese Flüssigkeit produziert Strömungen, Wirbel, Kehrwasser, Strudel und stille Teiche. Wir bewegen uns und lenken unsere Aufmerksamkeit auf das Flüssige im Körper. Wir spüren, wie dieser flüssige Teil in den Schultern herumplätschert. Bewegen wir unsere Schultern, so schicken wir viele kleine Wellchen durch Trillionen Zellteiche. Wir spüren, wie das Blut alle Haargefäße in den Schultern durchdringt. Jedes Gewebe wird mit genügend Flüssigkeit getränkt. Ein weiteres Bild ist das von harmonisch ausgerichteten Reisparzellen im chinesischen Hochland. Tausende von kleinen Teichen in terrassenförmiger Anlage.

Differenziertes Nach-vorn-Strecken

In der folgenden Übung geht es um Differenzierung. Das heißt, wir lernen, die verschiedenen Teile des Körpers, die an der Bewegung des Armes und des Schultergürtels im Raum beteiligt sind, voneinander zu unterscheiden. Je mehr »Unterscheidungsfähigkeit« wir im Körper haben, umso beweglicher sind wir. Wenn wir uns nur als festen Klumpen erleben, sind wir kaum beweglich. Wenn wir jedoch feststellen, wo wir überall beweglich sein können, kreiert unser Gehirn die entsprechende Steuerung für diese Beweglichkeit.

Oft führen wir Übungen aus, um beweglicher zu werden, und aktivieren dabei jene Bereiche am intensivsten, die ohnehin schon am beweglichsten sind. Um lockerer zu werden, ist es aber sinnvoll, die »stecken gebliebenen Orte« im Körper zu visualisieren und von dort aus Bewegung auszulösen.

Jeder Körperteil ist im Gehirn abgebildet. Und auch durch das tatsächliche Bewegen der stecken gebliebenen Stelle wird dieses Bild wieder in den Steuerungsmechanismus des Nervensystems integriert. Wir können dort jetzt bewusst beweglich sein. Dazu kommt, dass wir bei dieser Übung die Organe einsetzen, die maßgeblich unsere Beweglichkeit beeinflussen.

Lokomotivation

Diese Übung kann entweder im Stehen oder im Sitzen ausgeführt werden. Wir denken dabei an die einzelnen Bereiche des Armes und der Schulter/Lunge als Schublokomotiven, also an eine Lok, die ihre Waggons von hinten schiebt.
Wir beginnen mit dem rechten Arm. Wir heben die Hand etwa auf Brusthöhe hoch. Dann schieben wir mit dem Unterarm die Hand nach vorn.
Als Nächstes schieben wir die Hand mit dem Oberarm weiter nach vorn.
Dann schieben wir den ganzen Arm mit dem Schulterblatt noch weiter nach vorn. Dann schieben wir mit dem Brustkorb das Schulterblatt und den Arm nach vorn. Und jetzt kommt das Finale: Wir stellen uns vor, dass die weiche »Füllung« des Brustkorbs, die Lunge und das Herz, die Hand nach vorn schiebt. Dabei kann man sich den Inhalt des Brustkorbes wie Honig vorstellen. Zum Schluss greift die Hand noch nach einem schönen Pfirsich, der imaginär in der Luft hängt. Wir lassen den Arm etwas pendeln, strecken beide Arme nebeneinander aus und vergleichen deren Längen.

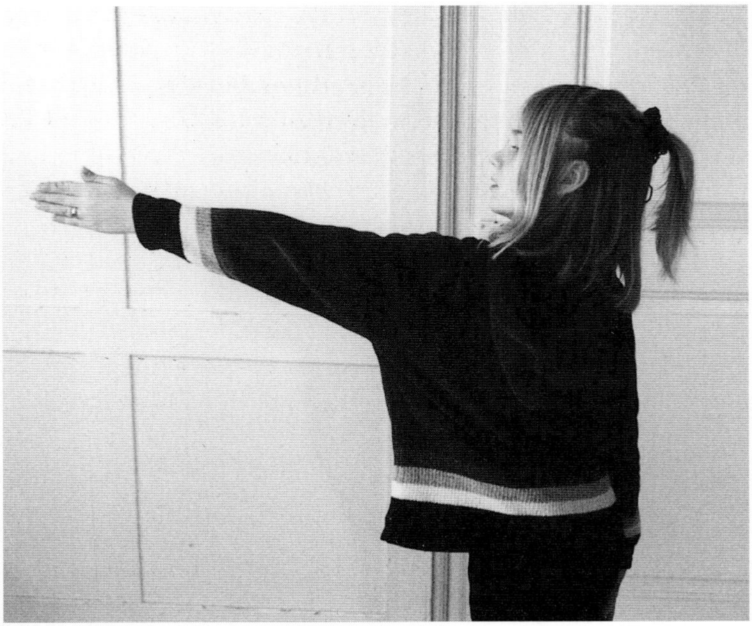

Zwerchfellschütteln

Das Zwerchfell ist eine Kuppel mit einer bumerangförmigen Sehnenplatte als Dach und einer ringförmigen Wand aus Muskulatur. Es ist an der Wirbelsäule, am Brustbein und an den Rippen befestigt. Die rechte Seite der Kuppel ist wegen des größten Körperorgans, der Leber, ein wenig nach oben versetzt.
Ähnlich wie bei der Armschüttel-Übung weiter oben werden wir nun das Zwerchfell in Schwingung versetzen, um es zu lockern und besser zu durchbluten. Die Schwierigkeit besteht darin, dass wir jetzt das Körperzentrum schütteln und nicht mehr ein peripheres Gliedmaß. Für Bauchtänzerinnen ist dies kein Problem, für andere eine gewisse Herausforderung. Wir nehmen die Herausforderung gerne an, denn beim Lockern des Zwerchfells stellt sich eine Entspannung der Schultern (und ein entspanntes Lachen) ein.

Das Zwerchfell schwingt

Wir versuchen den Brustkorb und die Schultern hin- und herzuschwingen. Dies ist eine schnelle Bewegung und wir begleiten sie mit einer Ausatmung auf AAAAA. Wird der A-Ton durch das Schütteln etwas rhythmisiert, so sind wir bei der Zwerchfellbewegung erfolgreich. Wir springen ganz leicht ein wenig auf und ab und federn dabei mit den Beinen gut ab. Wir stellen uns vor, dass das Zwerchfell ein Trampolin ist, das auf- und abschwingt. Wir atmen langsam auf AAAAA aus. Diese Ausatmung wird durch unsere Zwerchfellbewegung rhythmisiert. Wir stellen uns dabei vor, wie die Schultern auf das Zwerchfell hinuntersinken. Beim Sinken darf das Zwerchfell hin- und hergondeln wie ein Herbstblatt, welches vom Baum fällt.

Zwerchfelldehnen

Das Zwerchfell ist der wohl wichtigste Muskel im Körper. Ohne seine Funktion würden wir keine drei Minuten überleben. Ich habe mich deshalb öfters gefragt, wieso dieser Muskel kaum bewusst gedehnt wird, wie etwa die Oberschenkel- oder Wadenmuskeln. In der nachfolgenden Übung werden wir das nachholen und diesen Muskel in den erlauchten Stretchingclub einreihen.
Wir visualisieren die Fasern des Zwerchfells im Brustkorb. Sie verlaufen innerhalb der Rippen fast senkrecht von unten nach oben.

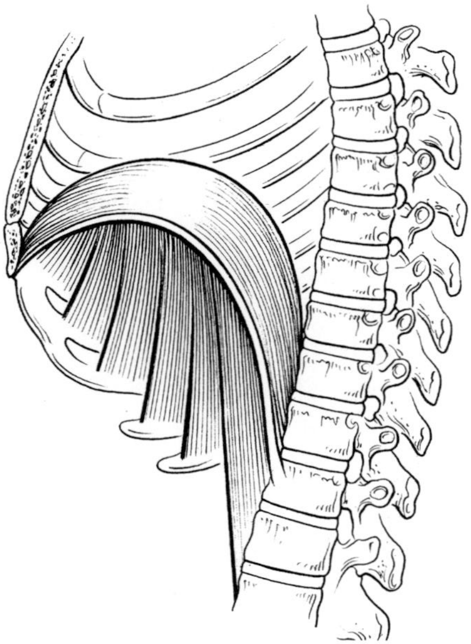

Der Bereich, wo sich Zwerchfell und Rippen gegenüberstehen, nennt sich Oppositionszone. Da sich die Zwerchfellfasern beim Einatmen verkürzen, verkleinert sich dabei diese Zone. Beim Ausatmen verlängern sich die Muskelfasern des Zwerchfells und die Zone wird größer. Beim Dehnen des Zwerchfells werden wir uns auf die Verlängerung dieser Fasern auf der Innenseite der Rippen konzentrieren.

Zwerchfell und Lunge dehnen

Wir heben den rechten Arm in die Höhe und legen unsere linke Hand auf die rechte Brustkorbseite. Wir visualisieren das Zwerchfell unter unserer Hand und neigen unseren Oberkörper beim Ausatmen nach links. Beide Füße bleiben dabei fest am Boden verankert. Wir stellen uns vor, wie sich die seitlichen Zwerchfellfasern verlängern. Beim Einatmen kommen wir wieder in die Senkrechte. Wir wiederholen beim Ausatmen die Seitbeugung nach links und kommen beim Einatmen nach oben. Dieses Seitbeugen/Ausatmen-Hochkommen/Einatmen wiederholen wir insgesamt noch weitere vier bis fünf Male.

Nach dieser Übung nimmt man oft erstaunliche Unterschiede zwischen den beiden Körperseiten wahr: Mehr Atemvolumen in der rechten Lunge, entspannte Schultern und sogar ein gelöstes Kiefergelenk auf der gedehnten Seite, eine relativ dazu »geschrumpfte« Lunge auf der linken Seite.

Beugen wir den Oberkörper nach links und nach rechts, spüren wir, dass eine Seite viel gedehnter ist, auch die Drehung des Rumpfes nach links fühlt sich elastischer an als die Drehung zur Gegenseite. Im Vergleich stellt man auch fest, dass der rechte Arm länger geworden ist. Strecken wir die Arme nach oben und heben eine imaginäre Hantel, so gelingt dies mit weniger Kraftaufwand auf der rechten Seite. Denn das gelöste Zwerchfell gibt uns mehr Kraft.

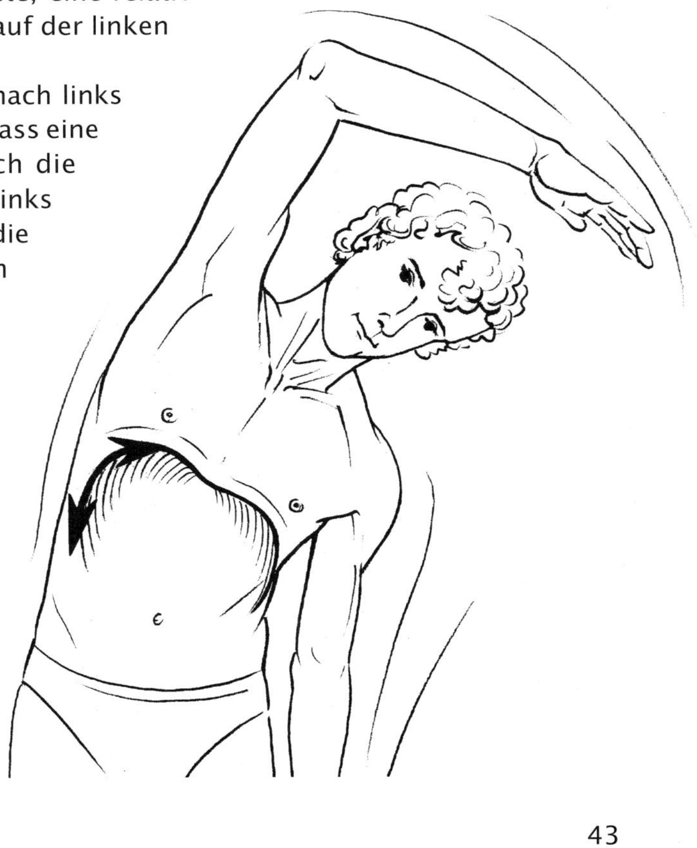

Wir wiederholen die Übung auf der anderen Seite.

Schlüsselbein-Massage

Das Schlüsselbein ist ein s-förmiger Knochen, der das Schulterblatt mit dem Brustbein verbindet. Um das Schlüsselbein herum befinden sich sehr viele Gefäße und Muskeln. Wenn wir den Bereich um diesen Knochen lockern, hat dies eine sehr wohltuende Wirkung auf die Atmung und die Schultern.

Das Schlüsselbein befreien

Ich hebe meine rechte Schulter ein wenig in die Höhe, so dass ich mein rechtes Schlüsselbein mit den Fingern gut spüren kann. Ich versuche den ganzen Knochen zu massieren, vom Brustbein bis zum Schulterblatt. Ich kreise meine Schulter und spüre die Bewegung des Schlüsselbeins. Ich versuche dabei, auch die Muskeln hinter und unter dem Muskel etwas zu lösen. Ich gehe vorsichtig vor, weil wir hier möglicherweise viele Schmerzstellen haben. Beim Vergleich der beiden Seiten stelle ich fest, dass ein gelöstes Schlüsselbein hilft, die Schultern zu entspannen.

Pendelschwung

In dieser Übung geht es um das Unterscheiden von primärem und sekundärem Skelett. Das primäre Skelett besteht aus der Wirbelsäule, dem Schädel und dem Brustkorb. Dies ist das evolutionär ältere Skelett, das bei einem Fisch noch den Hauptbestandteil des Körpers bildet. Das sekundäre Skelett besteht aus den Gliedmassen. (Beckenhälften und Schulterblätter gehören zum sekundären Skelett). Viele Verspannungen rühren daher, dass das sekundäre Skelett zu stark an das primäre angebunden ist. Das Ziel ist, eine gewisse Unabhängigkeit und damit einen konstruktiven Dialog zwischen beiden zu erreichen. Im folgenden Experiment wollen wir unsere Peripherie (sekundäres Skelett) von unserer Mitte (primäres Skelett) (ab)hängen lassen, so dass wir in unserem äußeren Handeln immer zentriert bleiben. Oft sehen Menschen aus, als würden sie das Umgekehrte versuchen: sich von den Schultern, vom Nacken und vom Kiefer her hochzuhalten, während die Wirbelsäule, der Brustkorb und das Becken erschlaffen. Wir haben die äußere Aktivität (Arme, Beine) gegenüber dem Erlebnis der Mitte (Wirbelsäule, Becken) zu stark in den Vordergrund gestellt.

Der Arm hängt vom Brustkorb

Im Stehen lenken wir unsere Aufmerksamkeit auf unseren linken Arm. Der Arm hängt am Brustbein. Um dies besser zu spüren, spazieren wir mit den Fingern der rechten Hand als kleine Beinchen den linken Arm hoch. Wir beginnen unten bei der linken Hand. Innerlich sagen wir Folgendes, während wir die einzelnen Arm- und Schulterbereiche hochwandern: »Die Hand hängt am Unterarm. Der Unterarm hängt am Oberarm, der Oberarm hängt am Schulterblatt. Das Schulterblatt hängt am Schlüsselbein. Das Schlüsselbein hängt am Brustbein.« Dabei versuchen wir, das Gewicht der einzelnen Teile zu spüren und aneinander hängen zu lassen wie die einzelnen Teile eines Mobiles. Wir stellen uns vor, dass der Arm ein dickes Tau ist, und neigen den Oberkörper nach links. Wir visualisieren, wie dieses Tau am Brustbein hängt, und beginnen den linken Arm vom Schlüsselbein her vor- und rückzuschwingen. Das Gefühl ist das eines langen Pendels, welches am Brustbein angehängt ist. Wir versuchen die Pendelbewegung mit minimaler Kraftanstrengung auszuführen. Wir legen unsere Hand auf das Schlüsselbein und spüren, wie es sich mit dem Arm vor- und zurückbewegt. Wir schwingen etwa zwei Minuten lang, bis wir das Gefühl haben, dass der Arm wirklich am Brustbein pendelt. Jetzt kommt ein wichtiger Augenblick: Wir richten uns vom Brustbein her wieder auf, der Arm bleibt aber hängen. Wir vergleichen die beiden Schultern und wiederholen die Übung auf der anderen Seite.

Da nach der Übung der Arm jetzt bewusst an den Gelenken und Knochen hängt, können sich die Muskeln entspannen. Dies ist eine im Körper eingebaute permanente Verlängerung der Schultermuskeln. (Mehr Informationen zu diesem Thema sind in meinem Buch »100 Ideen für Beweglichkeit« zu finden.)

Händeschwung bis Bodenschwung

Wir stehen mit hüftbreit ausgerichteten Beinen und leicht gebogenen Knien und versuchen, unsere Hände vom Handgelenk ausgelöst vor- und zurückzupendeln. Der Schwung steigt unseren Arm entlang nach oben, so dass die Unterarme nun am Ellbogen pendeln. Schließlich schwingt der ganze Arm am Schultergürtelgelenk. Nun versuchen wir, das Schwunggefühl noch tiefer im Körper zu verankern. Wir schwingen die Arme wie bei der obigen Übung am Schlüsselbein und Brustbein, dann an der Wirbelsäule.
Wir lösen die Bewegung sogar mit Becken und Beckenboden, mit den Beinen und schließlich mit den Füßen und vom Boden aus. Nun ist unser Schwung geerdet und unsere Arme sind bis in die Füße hinein integriert. Nach der Übung versuchen wir noch im ruhigen Stehen zu erleben, wie die Arme vom Boden getragen werden. Wenn wir dieses Gefühl finden, entlastet dies die Schulter- und Wirbelsäulenmuskulatur im höchsten Maße. Die resultierende Erdung erinnert auch an Ziele des Tai Chi und anderer fernöstlicher Bewegungskünste.

Füße und Schultern

Das Beleben der Füße tut Wunder für die Schultern. Ich empfehle, jede Gelegenheit wahrzunehmen, um die Füße zu lockern und zu kräftigen. Je aktiver die Füße sind, umso mehr können die Schultern mit gutem Vertrauen entspannen. In gewissem Sinne sind die Schultern wegen mangelnder Kraft unserer Basis verunsichert und versuchen mit Anspannung zu kompensieren. Wenn ein Haus ein schlechtes Fundament hat, leiden die Mauern und das Dach. Dasselbe gilt für den menschlichen Körper: Die Füße, das Becken, die Wirbelsäule sind der Unterbau des Schultergürtels und des Kopfes. Hier muss harmonische Aktivität herrschen, wenn es den Schultern gut gehen soll. Einen großen Vorteil haben wir gegenüber dem Haus allerdings, wir sind ein lebendiges Wesen: Wenn es den Schultern besser geht, besinnen sich die unteren Stockwerke oftmals eines Besseren und beginnen ihre Mängel auszugleichen. Der Körper funktioniert immer ganzheitlich, nur unser Intellekt dividiert ihn in Teilfunktionen.
Die nachfolgende Übung kann zu Hause oder im Freien ausgeführt werden.

Badetuch oder Wurzel

Wir nehmen ein mittelgroßes Badetuch und wickeln es zu einer kompakten Rolle auf. Diese Rolle legen wir nun auf den Boden und stehen mit beiden Füßen darauf. Wenn wir uns unsicher fühlen, können wir uns an der Wand noch etwas abstützen. Wir versuchen dabei, ganz frei zu atmen und die Füße und Beine etwas zu bewegen, die Knie zu beugen und mit den Zehen zu wackeln.

Für die Naturfreunde ist das Stehen auf einer Wurzel eine besondere Gleichgewichtsdelikatesse. Ich empfehle, die Schuhe auszuziehen und nicht gleich als Erstes die kantigste Wurzel auszuwählen. Auch hier gilt, in Bewegung zu bleiben und Zehen und Atmung nicht zu verkrampfen. Mit der Zeit kann man auch Ganzkörper-Streckbewegungen ausführen, die Arme anheben oder sogar für einen Augenblick die Augen schließen.

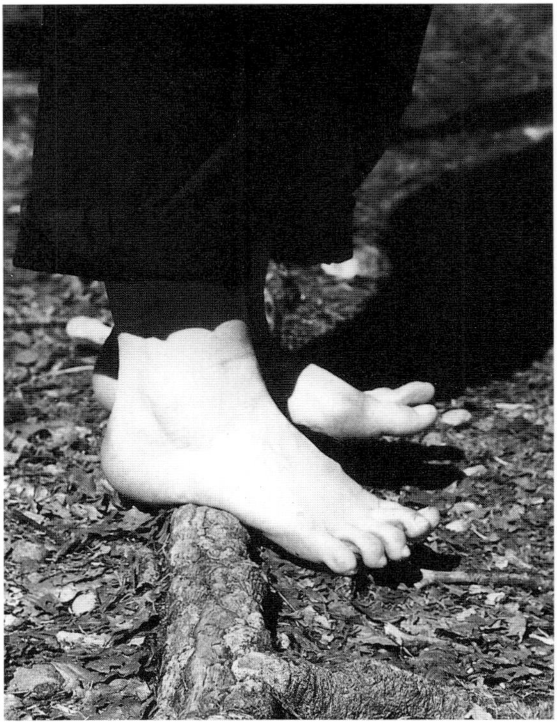

Seitbeugen auf dem gerollten Tuch

Wenn wir eine Bewegung ausführen, die unsere Gleichgewichtsfähigkeit herausfordert, so wird unser Nervensystem intensiv geschult. Insbesondere die Reflexe, welche die Basis unserer Koordination bilden, werden geschärft und unterstützen auf effiziente Weise unsere Bewegungen. Wenn wir eine Dehnung ausführen und gleichzeitig unser Gleichgewicht herausfordern, ist das Resultat erstaunlich: Die Wirkung der Dehnung ist größer.
Wir stehen auf unserem gerollten Tuch, auf einer Wurzel oder auch auf Bällen (siehe Seite 151) und führen eine Seitbeugung aus, die wir schon von der Zwerchfelldehnung (Seite 43) her kennen. Nun ist aber unsere Lage etwas schwierig, weil wir in dieser Situation nicht so geerdet stehen. Wir versuchen nun aber, in dieser Seitbeugeposition zu entspannen und locker zu atmen (ist beim ersten Üben viel verlangt, gebe ich zu). Nach einer halben Minute kehren wir in die Ausgangslage zurück und steigen vom Tuch, von der Wurzel oder den Bällen herunter. Wir vergleichen die beiden Schultern und strecken beide Arme nach vorn und in die Höhe.
Wahrscheinlich werden Sie spüren, dass die gedehnte Seite entspannter ist und viel tiefer atmen kann. Wenn Sie sich auf die andere Seite beugen, werden Sie körpernah erleben, wie unelastisch sie im Vergleich ist.

Freund Verspannung

Nehmen wir an, Sie haben all die oben geschilderten Experimente und Übungen ausgeführt, und immer noch spüren Sie hartnäckige Verspannungen. Als Erstes schlage ich natürlich vor, im Buch weiterzugehen, weitere Übungen zu machen und die schon bekannten regelmäßig zu wiederholen. Doch da gibt es noch etwas, was Sie tun können.
Betrachten Sie doch für einen Augenblick diese Verspannungen, den Muskelknoten, ja sogar den Schmerz als einen Freund, und nicht als Feind. Ein Freund, der gekommen ist, um Sie unbedingt auf etwas aufmerksam zu machen. Ein Freund, der nicht einfach weggeht, wenn Sie in schlechter Stimmung sind, und der sich die nötige Zeit lässt, um Ihnen zu helfen, die Wurzel des Problems aufzudecken.

Auf diese Weise entsteht ein Dialog, indem Sie sowohl die Fragen stellen als auch selber antworten. Im nachfolgenden Experiment gehen wir davon aus, dass es sich um eine Verspannung in der Schulter handelt. Diese Idee lässt sich natürlich auch für andere körperliche Bereiche anwenden.

Guten Tag, Muskelknoten!

»Guten Tag, Muskelknoten! Du bist immer noch da. Wie stark du bist, dass du so lange angespannt bleiben kannst! Und ihr Nerven, ihr seid fähig, über lange Zeit Schmerzen zu spüren. Kompliment, unglaubliche Ausdauer! Nun interessiert es mich aber, wieso ihr das so lange tut! Also, lieber Muskel, willst du mir noch etwas mitteilen? Ich bin sehr neugierig. Ich möchte nicht immer dasselbe, weißt du. Es gibt sicher einen guten Grund, weshalb du so verspannt bist. Wirst du mir heute antworten, in irgendeiner Form?«

Taufrische Gelenke

Unser Körper ist komplexer als jede erdenkliche Maschine, aber wir kennen ihn meist weniger gut als unser Auto. Jeder Musiker weiß um die Feinheiten seines Instrumentes. Ohne eine gut eingestellte Geige von hoher Herstellungsqualität kommt das musikalisches Talent nicht recht zur Geltung. Die folgenden Abschnitte sind eine »Bedienungsanleitung« für unsere Schultern.

Beim Vierbeiner ruht der Schultergürtel fast immer auf den Beinen. Beim erwachsenen Menschen ist die Situation umgekehrt: Der Schultergürtel ist die Aufhängung der »Vorderbeine«, der als stabile Basis für weiträumige Armbewegungen dient. Diese Basis, inklusive Arme, macht nur etwa 10% des Körpergewichts aus. Obwohl die Gelenke und Muskeln bei Mensch und Tier ähnlich sind, werden sie ganz verschieden eingesetzt.

Im Bereich der Gelenke befindet sich auch das anatomische Hauptmerkmal, welches den Menschen vom Tier unterscheidet: die Hand. Die Hand kann nur so gut im Raum agieren, wie es ein dynamischer Schultergürtel zulässt.

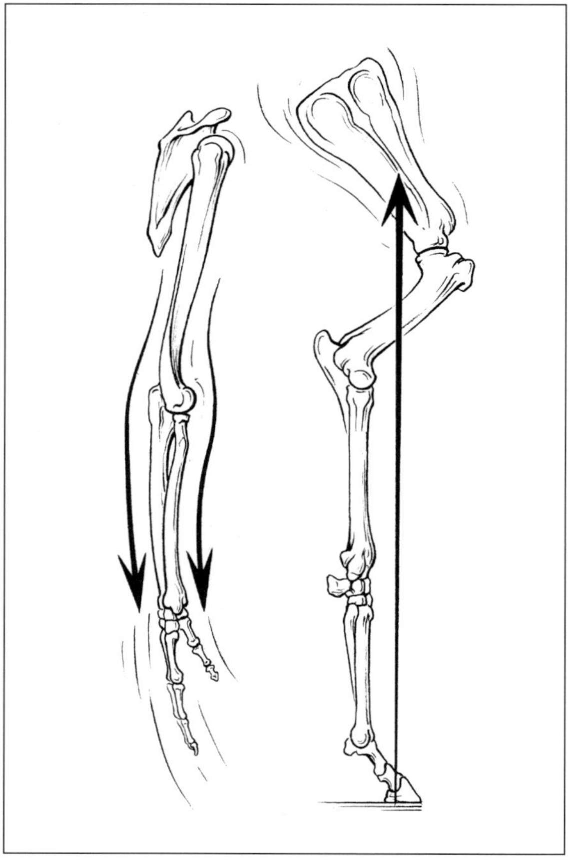

Dabei sollten zwei gegensätzliche Aspekte unter einen Hut gebracht werden: sehr präzise Feineinstellung, beim Schreiben zum Beispiel, und genügend Kraft und Stabilität, um im Notfall den Kinderwagen allein in die Straßenbahn zu hieven. Überraschenderweise ist der Schultergürtel mit den daran gehängten Armen nur über ein relativ kleines Gelenk mit dem Rumpf verbunden. Dies birgt große Vorteile für die Beweglichkeit, gleichzeitig bedeutet es aber, dass die Stabilisierung des Schultergürtels vor allem die Aufgabe der Muskulatur ist. Ein typisches Merkmal des Körpers: Wo eine große, dynamische Beweglichkeit gefragt ist, wird mehr auf Muskulatur gesetzt. Und gerade hier liegt der Haken: Wie kann ich eine Muskulatur, die eine so bedeutende Stabilisierungsaufgabe wahrnimmt, locker und entspannt bewegen? Indem wir erkennen, wie der Schultergürtel seine komplexen Aufgaben erfüllt, und wir mit Körperbewusstsein seine Funktionen im Alltag erleben und bei jeder Gelegenheit verbessern. Beginnen wir mit den Knochen und Gelenken.

Das Gelenk

Ein Gelenk bezeichnet die Stelle, an der zwei Knochen aneinander grenzen. Dieser Ort ist von einer Gelenkkapsel und vielen Bänder umhüllt. Bänder und Form des Gelenks sind tonangebend für Bewegungsmöglichkeiten des Gelenks. Die Knochenenden sind mit Knorpel überzogen – ein sehr druckfestes und gleichzeitig gleitfähiges Material. Zwischen den beiden Knorpeloberflächen befindet sich die Sinovia (Gelenkflüssigkeit). Der Knorpel und die Gelenkflüssigkeit erzeugen zusammen ein fast reibungsloses Milieu im Gelenk. Wenn wir das Gefühl haben, dass unsere Gelenke steif sind, so beruht dieses Erlebnis meist nicht auf dem Zustand der Gleitflächen im Gelenk, sondern auf verkrampfter Muskulatur.
Wenn das Gelenk selbst unbeweglich wird, liegt eine krankhafte Veränderung der Flächen vor, beispielsweise Rheuma oder Arthrose. Da der Knorpel keine direkte Blutzufuhr besitzt, wird er über das Einschmieren von Gelenkflüssigkeit ernährt. Diese Nahrung wird aber nur genügend zugeführt, wenn das Gelenk täglich in möglichst vollem Umfange bewegt und in regelmäßigen Abständen belastet und entlastet wird.

Schulterbeweglichkeit

Wir bewegen den rechten Arm in der Luft herum und spüren unsere Schulter. Nun machen wir mit der Hand eine Faust und spüren, was sich in der Schulter ändert. Wir bewegen einen Augenblick den Arm mit geballter Faust. Nun entspannen wir unsere Hand und spüren, dass die Schulter nun beweglicher ist. Anspannung in der Hand macht die Schultern weniger beweglich. Der Körper funktioniert ganzheitlich, wir sind nur so beweglich wie die unbeweglichste Stelle in unserem Körper. Unsere Bewegung ist immer eine Gesamtkoordination.

Hüftbeweglichkeit und angespannte Schulter

Wir stehen locker und beugen unser Hüftgelenk, indem wir das Knie so weit anheben, wie es bequem möglich ist. Wir merken uns dabei die Höhe des Knies. Wir senken das Bein wieder zum Boden und spüren das Hüftgelenk. Nun heben wir beide Schultern hoch und spannen die Schultermuskulatur an. Wieder heben wir das Knie nach oben. Wir stellen fest, wie hoch wir das Knie unter diesen Umständen anheben können. Die Anspannung der Schultern macht uns im Hüftgelenk weniger beweglich. Sind wir im Hüftgelenk unbeweglich, kompensieren wir dies im unteren Rücken, was zu Schmerzen im Lendenbereich und im Kreuz führen kann.

Der Schultergürtel

Der Schultergürtel besteht aus vier Knochen: aus zwei Schulterblättern und zwei Schlüsselbeinen. Zum Funktionskomplex zählen wir den Oberarm dazu, weil er an fast allen Bewegungen des Schultergürtels beteiligt ist. Das Schlüsselbein ist ein zarter, s-förmig gewellter Knochen. Es bildet sozusagen einen Stoßdämpfer zwischen Schulterblatt und Brustbein und sorgt dafür, dass unsere Arme an der Seite des Körpers hängen. Bei einem Hund oder einer Katze sind die Schlüsselbeine kurz, die Arme pendeln nicht wie beim Menschen an der Seite des Körpers, son-

dern bilden die Vorderbeine. Dank der langen Schlüsselbeine, welche die Arme zur Seite des Körpers dirigieren, stören die Armbewegungen unseren Brustkorb nicht. Gleichzeitig wird unser Arm um die Länge des Schlüsselbeins beweglicher, so, als würde er am Brustbein beginnen und nicht erst außen an der Schulter. Am Schlüsselbein setzen einige Muskeln an, die meist zu wenig beweglich sind: der große Brustmuskel, der Kopfwender (Sternocleidomastoideus – siehe Seite 137) und auch Teile des Trapezmuskels (siehe Seite 76 ff.).
Der Schulterkomplex beinhaltet vier Gelenke: die Verbindung zwischen Oberarm und Schulterblatt, die Verbindung zwischen Schulterblatt und Schlüsselbein und die Verbindung zum Brustkorb zwischen Schlüsselbein und Brustbein. Das vierte Gelenk ist funktionell, das heißt, es bewegt sich, als wäre es ein Gelenk, besitzt aber keine Sinovia oder Gelenkkapsel: Es ist die Verbindung zwischen dem Schulterblatt und dem Brustkorb.

Das Buch bleibt am Ort

Nehmen Sie dieses Buch in Ihre rechte Hand und halten Sie es vor sich in die Luft. Nun versuchen Sie, sich so stark wie möglich zu bewegen, während das Buch an derselben Stelle bleibt. Der Oberkörper, die Beine, die Schulter, der Arm, der ganze Körper soll sich bewegen, nur das Buch nicht (kleinere Patzer sind erlaubt). Bevor Sie dasselbe mit der linken Seite probieren, vergleichen Sie das Gefühl in beiden Schultern und Armen.

Das Schulterblatt

Viele Menschen klagen über Verspannungen im oberen Rücken zwischen den Schulterblättern. Oft gibt es dabei schmerzhafte Ausstrahlungen bis in den Nacken und in die Schultern hinein. Die Gründe dafür sind vielfach. Ein großer Teil der Nackenmuskulatur entspringt im oberen Rücken und die Schulterblätter sind mit vielen Muskel- und Bandzügen mit der Halswirbelsäule, dem Kopf, dem Brustkorb und dem Nacken verbunden.

Das Schulterblatt ähnelt in seinem Umriss dem Kontinent Afrika, mit einem markanten Gebirgszug, der quer von einer Küste (Atlantik) zur anderen (Rotes Meer) verläuft. Diese Erhöhung ist im Falle des Knochens die Schulterblattgräte und war ursprünglich der obere Rand des Schulterblattes. Dieser Rand hat sich nach unten gelegt und dabei verschraubt. Das Ende dieses Gebirgszuges ist eine Klippe, die über den Kopf des Oberarmknochens herausragt. Sie nennt sich die Schulterhöhe. Das Schulterblatt befindet sich in der Höhe der zweiten bis siebten Rippe. Die innere Kante des Schulterblattes verläuft fast senkrecht und ist etwa fünf Zentimeter von der Wirbelsäule entfernt. Die äußere Kante verläuft diagonal von der unteren Spitze nach außen und oben zum Schultergelenk. Innen ist das Schulterblatt spongiös, also mit vielen Luftlöchern ausgestattet, die dem Knochen Leichtigkeit verleihen, ohne dass er dabei seine Stabilität verliert. Die untere Spitze zeigt zu den Sitzhöckern.

Sechzehn Muskeln setzen an diesem Knochen an und ringen um seine Gunst. In dieser Hinsicht wird er nur noch vom Unterkiefer, an dem zwanzig Muskeln ansetzen, übertroffen. Mabel Todd empfahl, ein imaginäres Gewicht an die Spitze des Schulterblattes zu hängen, um die Schulterblätter nach unten zu ziehen und eine Verlängerung bis in den Halsbereich zu erreichen.

Viele Muskeln, viele Verspannungspotentiale. Tatsächlich ist die Haltung des Schulterblattes bei den meisten Menschen ungünstig hoch und nach vorn gezogen. Das Schulterblatt dient als Anker und Fundament für die Armbewegungen. Es hilft uns als Gegengewicht à la Zugsbarriere beim Armheben. Ohne Schulterblatt müssten wir den Arm mit barer Muskelkraft hochhieven. Unser Nacken wäre »schwarzeneggerhaft« ausgebildet.

Obwohl das Schulterblatt hauptsächlich auf dem Brustkorb am Rücken aufliegt, hat es verschiedene Verbindungen zur Vorderseite des Körpers: Da ist einmal die Schulterhöhe, die sich in schwindelerregender Höhe über dem Oberarmkopf in einer eleganten Kurve nach vorn wendet, um sich mit dem Schlüsselbein zu verbinden. Das Schulterblatt hat also nur eine echte gelenkige Verbindung mit dem Rest des Körpers – und zwar auf dessen Vorderseite. Einerseits hängen die Schulterblätter hinten am Rücken, andererseits haben sie mit Hilfe des Schlüsselbeins Kontakt zur Vorderseite. Wir sollten dies ausnützen und die Schulterblätter in den Schlüsselbeinen, die wie Stoßdämpfer wirken, ruhen lassen. Sie hindern die Schultern auf elastische Weise daran, nach innen zu fallen. Je mehr wir diese Stoßdämpfer ausnützen, umso weniger müssen wir Muskelkraft einsetzen, um unsere Schulterblätter bei Armbewegungen zu stabilisieren.

»Gedicht zum Schulterblatt«

»Die Schulterhöhe strebt zur Seite, die Gräte nach hinten.
Ich lasse die Gräte hängen, unter und über ihr ist Raum.
Die Spitze schmilzt, ein Windhauch lässt das Schulterblatt zittern.«

Strömendes Schulterblatt

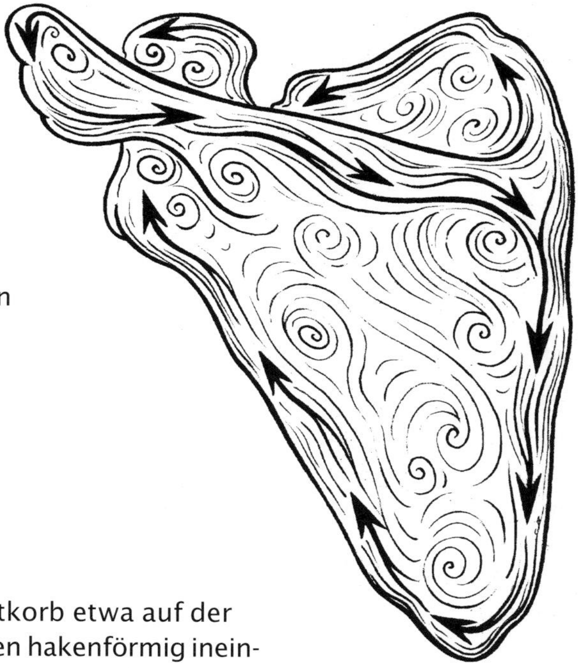

Wir stellen uns vor, dass im Schulterblatt Flüsse, ähnlich wie die Meeresströmungen, zirkulieren. Das Schulterblatt ist kein unbewegter Knochen, es ist belebt von Strömungen, Wirbeln und Wellen.

Schulterblatt-Flügelschlag

Wir halten die Arme vor dem Brustkorb etwa auf der Höhe des Herzens. Die Hände greifen hakenförmig ineinander, die Ellbogen sind auf derselben Höhe wie die Hände. Wir ziehen die Ellbogen zur Seite, die Finger halten aber fest. Jetzt bewegen wir die Schulterblätter auseinander, der Rücken wird dabei etwas gebeugt. Wir ziehen die Schulterblätter wieder zusammen, der Rücken streckt sich, das Brustbein bewegt sich nach vorn. Wir können uns vorstellen, dass die Schulterblätter Flügel sind, mit denen wir versuchen, auf- und abzuschwingen. Wir wiederholen diese Bewegung fünf- bis zehnmal und achten darauf, dass wir uns möglichst fließend bewegen und dabei immer locker atmen.

Schulterblätter heben und senken

Die Finger greifen ineinander, die Handinnenflächen sind nach vorn gewendet. Wir strecken die Arme nach vorn und machen einen leicht gerundeten Rücken. Nun heben und senken wir die Schulterblätter mit besonderer Achtung auf das Senken. Wir spüren die Füße auf dem Boden und atmen gut durch. Wir erzwingen die Bewegung nicht, auch wenn wir die Schulterblätter nur ein wenig heben und senken können. Die Atmung bleibt weiterhin entspannt und locker. Denn wenn wir nicht locker atmen, führen wir die Übung mit zu viel Anspannung aus. Wir wiederholen das Heben und Senken insgesamt fünfmal, lassen die Arme entspannt auf der Seite des Körpers pendeln und spüren die Wirkung der Übung im oberen Rücken und den Schultern.

Schulterkreisen

Wir legen die Handrückseite auf den oberen Gesäßbereich. Die Ellbogen sind leicht gebeugt. Die Hände drücken etwas gegen das Gesäß und führen möglichst große Kreisbewegungen mit den Schultern aus. Wir stellen uns vor, dass unsere Gelenke gut geschmiert sind, und führen die Bewegung fünfmal in einer Kreisrichtung und fünfmal in der entgegengesetzten Kreisrichtung aus. Wir lassen die Arme auf der Seite des Körpers hängen und spüren in unsere Schultern hinein.

Schulterblatt und Schlüsselbein

Wir berühren mit den Fingern die Verbindung zwischen dem rechten Schulterblatt und dem rechten Schlüsselbein. Es befindet sich auf der Vorderseite der Schulter und ist als kleiner Spalt zu spüren. Wir neigen uns nach links und bewegen die Schulter auf und ab. Wir spüren die Bewegung in diesem Gelenk, in dem sich auch ein kleiner keilförmiger Diskus befindet. Wir stellen uns vor, wie das Schulterblatt auf dem Schlüsselbein ruht. Wir spüren auch, wie das Schlüsselbein entsprechend zurückstößt. Wir wiederholen das Experiment auf der anderen Körperseite.

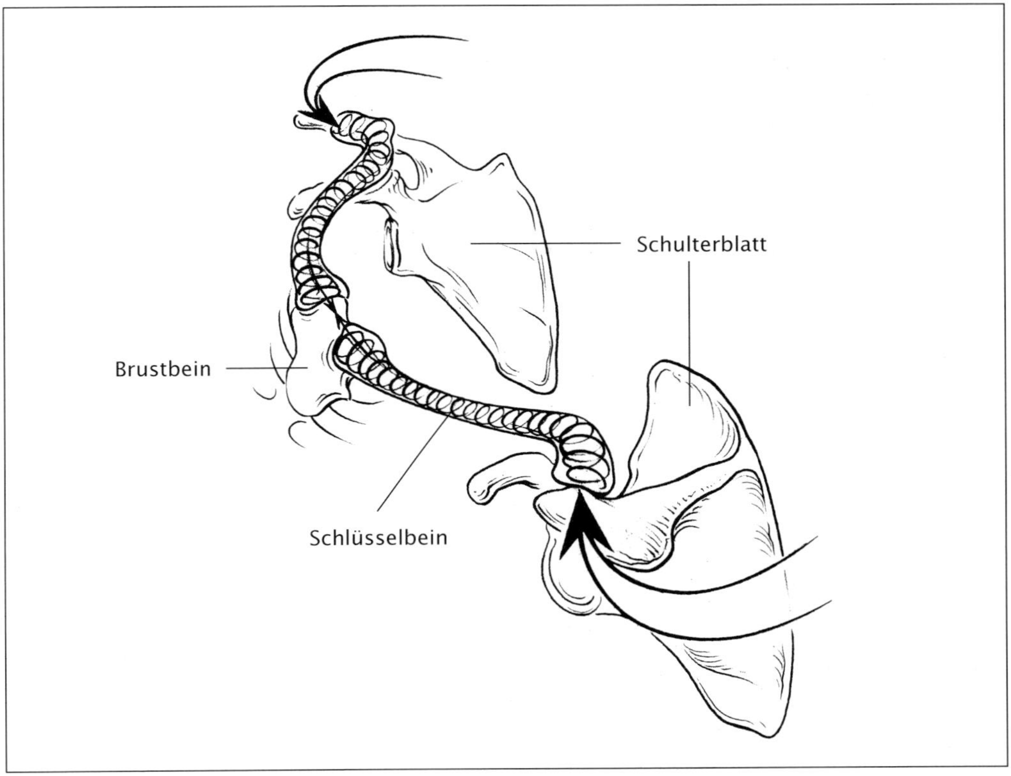

Das Schlüsselbein ist ein elastischer Platzhalter, der wie ein Schuhspanner zwischen dem Brustbein und dem Schulterblatt liegt und dafür sorgt, dass unsere Arme nicht nach vorn rutschen. Oft wird bei einer schlechten Haltung versucht, die Schulterblätter mit Kraftaufwand nach hinten und nach unten zu ziehen. Erfahrungsgemäß führt dies vom Regen in die Traufe. Stattdessen spüren wir die Kreisbewegung von den Schulterblättern nach vorn zum Schlüsselbein und zum Brustbein und das »In-sich-Ruhen« eines Gelenks im andern. Es ist eine ähnliche Situation wie beim Becken, wo die beiden Beckenhälften sich vorn am Körper in der Schambeinfuge vereinen und integrieren. Wir ziehen die Schulterblätter also nicht zurück, im Gegenteil, wir spüren, wie sie über die gewellten Zwischenstücke der Schlüsselbeine auf dem Brustbein ruhen.

Schwebende Schlüsselbeine, fallende Schulterblätter

Wir stellen uns vor, dass die Schlüsselbeine von Ballonen getragen werden, die mit einem feinen Faden an ihren äußeren Enden angebunden sind. Die Arme hängen, die Schlüsselbeine schweben.

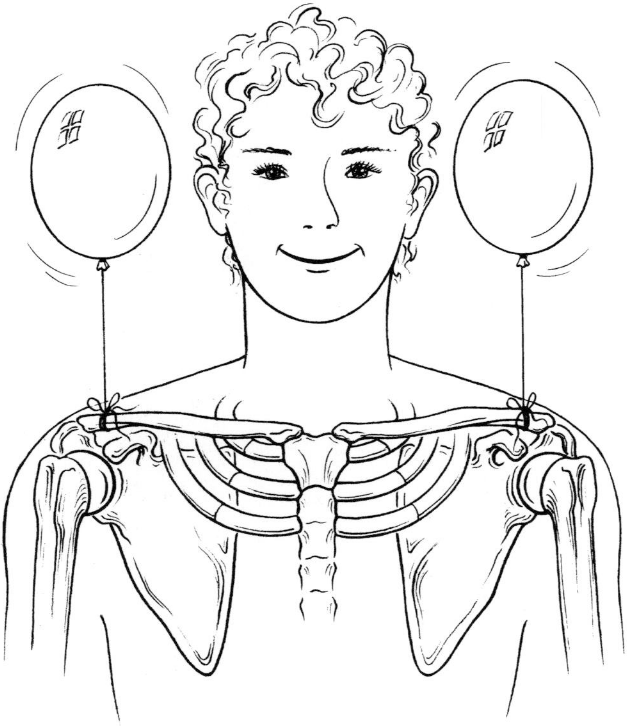

Nachdem wir das obige Gefühl verinnerlicht haben, machen wir eine Visualisationspause. Wir löschen alle Bilder auf dem Bildschirm des inneren Auges, gehen umher und spüren unsere Oberkörperhaltung. Dann – um noch etwas mehr Freiheit im Oberkörper zu genießen – stellen wir uns vor: Kopf und Brustkorb schweben, sind leicht wie Ballone, Arme und Schulterblätter fallen nach unten.

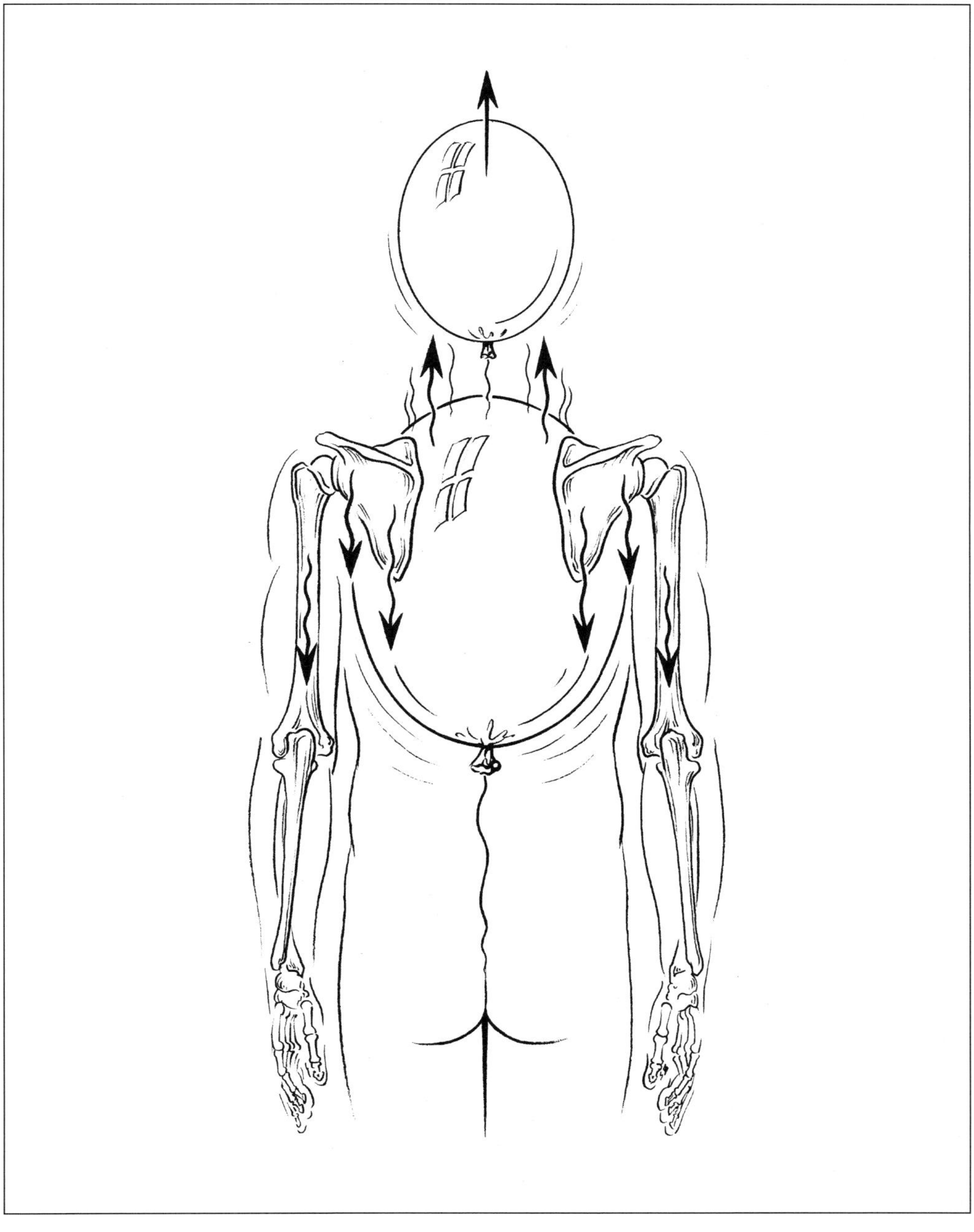

Bewegung des Schulterblattes

Das Schulterblatt hat vielfältige Bewegungsmöglichkeiten. Es kann dabei auf dem Brustkorb gleiten und wird durch die verschiedenen Muskeln im Gleichgewicht gehalten. Das Schulterblatt kann senkrecht nach oben gehoben (Elevation) und wieder nach unten gesenkt werden (Depression). Es kann nach außen gleiten (Abduktion) und wieder nach innen (Adduktion). Das Schulterblatt kann sich auch drehen, so dass die Gelenkpfanne nach oben gewendet ist. Dies ist eine essentielle Bewegung, um den Arm anzuheben. Dabei bewegt sich die untere Spitze des Schulterblattes weg von der Wirbelsäule und wieder zurück.

Interessanterweise verschiebt sich die Drehachse im Schulterblatt während der Rotation. Sie wandert entlang der Schulterblattgräte nach außen, fast bis zur Schulterhöhe. Dadurch entsteht beim Armheben das Gefühl eines Pendelschwungs im Schulterblatt. Es bedeutet auch, dass das Schulterblatt während des Armhebens etwas absinkt. Dies zu spüren ist Gold wert: Das Heben des Armes ist ein Absenken des Schulterblattes.

Es gibt noch zwei andere Bewegungen, die das Schulterblatt ausführt und die in starker Ausprägung mit einer Disbalance in der Muskulatur verknüpft sind: Die erste davon ist das Nach-hinten-Kippen des inneren Schulterblattrandes (»Flügelchen machen«). Ist diese Bewegung stark, so haben wir es möglicherweise mit einer Schwäche des Rautenmuskels zu tun (siehe Seite 81 ff.). Normal ist die Drehung des Schulterblattes um eine senkrechte Achse, wenn wir den Arm vor uns nach oben heben. Um dies zu ermöglichen, muss nämlich das Schulterblatt um den gerundeten Brustkorb herumgleiten, was einer Drehbewegung nach vorn hin gleichkommt.

Die zweite Zusatzbewegung ähnelt der Bewegung eines Floßes auf einer Welle. Da der Brustkorb rund ist und eine Art Wellenkuppe für das Schulterblatt bildet, wird dieses beim Nach-oben-Gleiten in das »Wellental« der oberen Rippen sinken. Dabei wird die untere Spitze des Schulterblattes angehoben. Das Umgekehrte geschieht beim Senken des Schulterblattes: Die Spitze sinkt zum Brustkorb hin, die Gräte bewegt sich rückwärts, das Schulterblatt wird beinahe senkrecht. Ohne diese Zusatzbewegungen würde das Schulterblatt vom Brustkorb abstehen und instabil werden. Die oben beschriebenen Bewegungen kommen kaum in Reinform vor, sondern sind gemischt: Das Heben des Schulterblattes ist meist auch mit einer leichten Rotation verbunden.

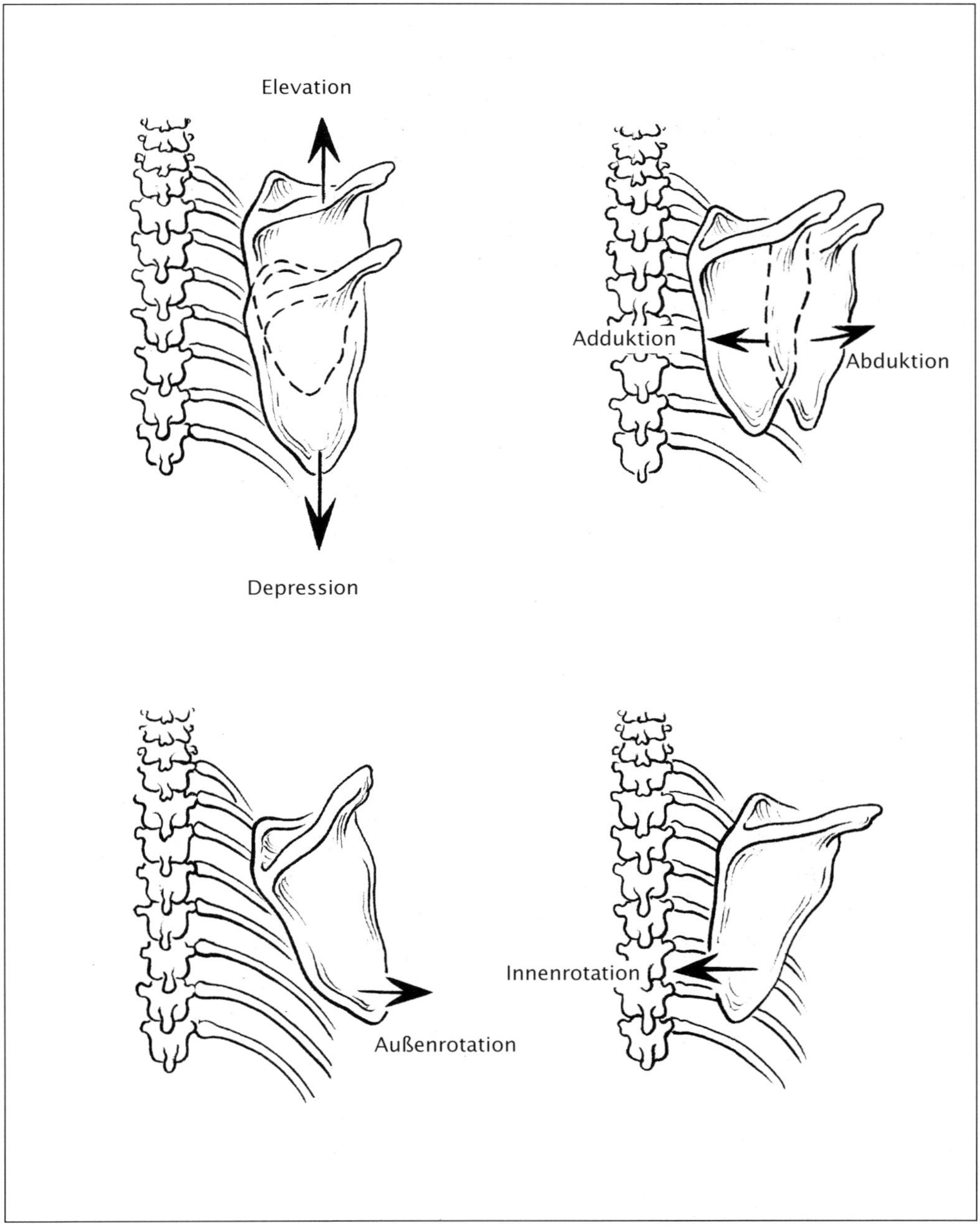
Elevation
Depression
Adduktion
Abduktion
Außenrotation
Innenrotation

Schulterblattpendeln

Wir berühren unsere Schultergräte an der Stelle gleich hinter der Schulterhöhe. Dies ist der Drehpunkt des Schulterblattes, wenn der Arm angehoben ist. Wir heben unseren Arm in die Höhe und stellen uns vor, wie das Schulterblatt von dieser Stelle hin- und herpendelt wie eine Glocke und dabei etwas absinkt. Ein/e Partner/in kann mit einer hin- und herstreichenden Handbewegung auf dem Schulterblatt dieses Gefühl unterstützen. Wenn unsere Vorstellungskraft genügend Power hat, wird dies helfen, die ganze Schulter zu entspannen.

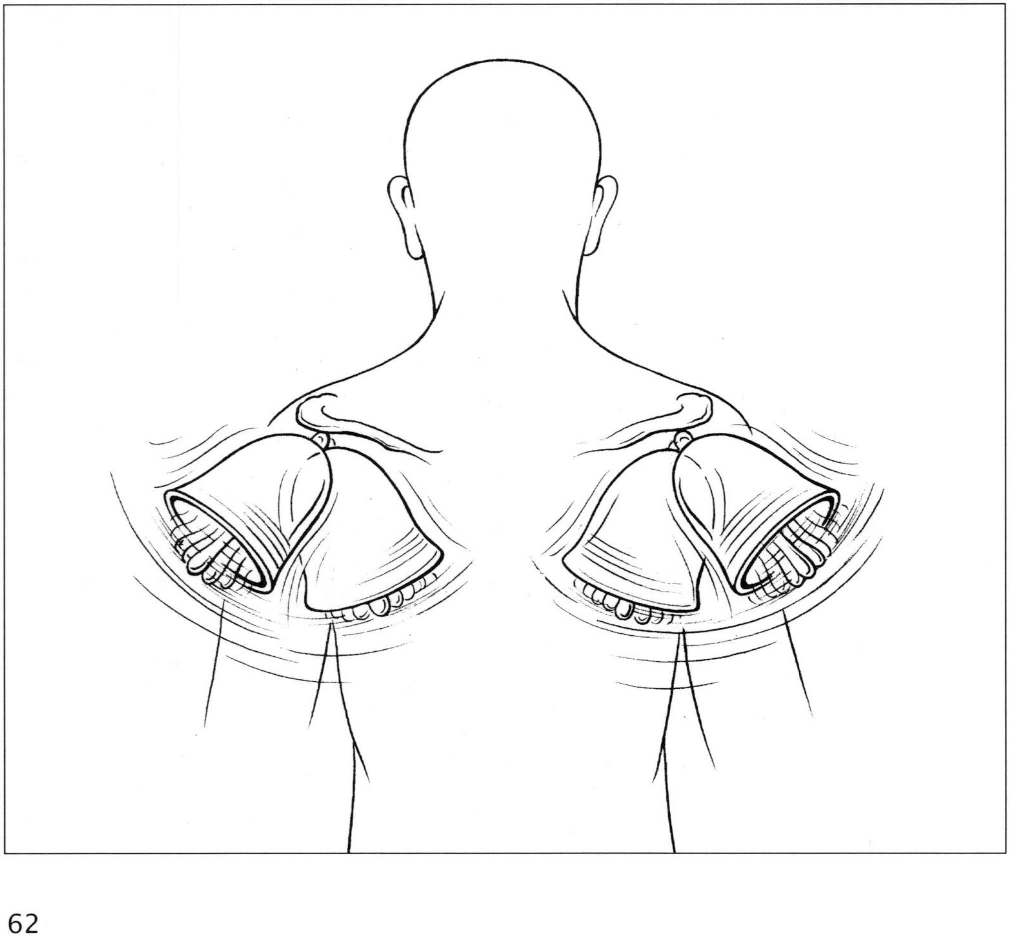

Humeroskapularer Rhythmus (H-Rhythmus)

Beim Humeroskapularen Rhythmus handelt es sich nicht um eine neue afrokubanische Melodie, sondern um eine Beschreibung der Ereignisse, die sich beim Hochheben des Armes abspielen. Es ist eine subtile Kombination aus dem Bewegen des Oberarms im Schultergelenk und dem Drehen des Schulterblattes auf dem Brustkorb. Ohne diese Drehung des Schulterblattes und der daraus resultierenden, aufwärts gerichteten Gelenkpfanne ist ein Anheben des Armes über 90 Grad nicht möglich. Der Kopf des Oberarms stößt an der Schulterhöhe an. Eine ähnliche Situation erleben wir, wenn wir versuchen, die Decke anzuschauen, indem wir nur die Augen nach oben drehen, ohne zusätzlich das Gesicht nach oben zu wenden.
Probleme mit dem H-Rhythmus liefern viel Stoff für Schulter- und Nackenverspannungen. Funktioniert der H-Rhythmus schlecht, heben wir meist den gesamten Schultergürtel nach oben, welches für die Nacken- und Schultermuskeln eine erhebliche Mehrbelastung bedeutet. Umgekehrt können wir jedes Armheben in eine Lockerungstherapie verwandeln, wenn wir es richtig ausführen.
Der H-Rhythmus erfüllt folgende Zwecke: Eine großräumige Bewegung kann auf zwei Gelenke verteilt werden. Der Oberarmkopf ruht bei erhobenen Armen auf einer gut positionierten Gelenkpfanne und neigt nicht zum Abrutschen. Die Muskeln des Schultergürtels müssen beim Armheben keine extremen Verkürzungen oder Verlängerungen eingehen.

Partnerübung H-Rhythmus

Um den H-Rhythmus zu spüren, legt unser Partner seine Finger auf die untere Spitze und auf die Gräte unseres Schulterblattes. Beim Anheben der Arme wendet sich diese Spitze nach außen. Die Gräte kippt dabei nach unten und nach außen. Das Schulterblatt bildet nun ein Gegengewicht zum erhobenen Arm. Das spart Energie. Statt dass ich viele Muskeln brauche, um den Arm anzuheben, lasse ich beim Heben des Armes das Schulterblatt als Gegengewicht nach unten fallen. Ich kann mir dabei vorstellen, wie sich die Rautenmuskeln (siehe Seite 82) und der horizontale Teil des Trapezmuskels verlängern.

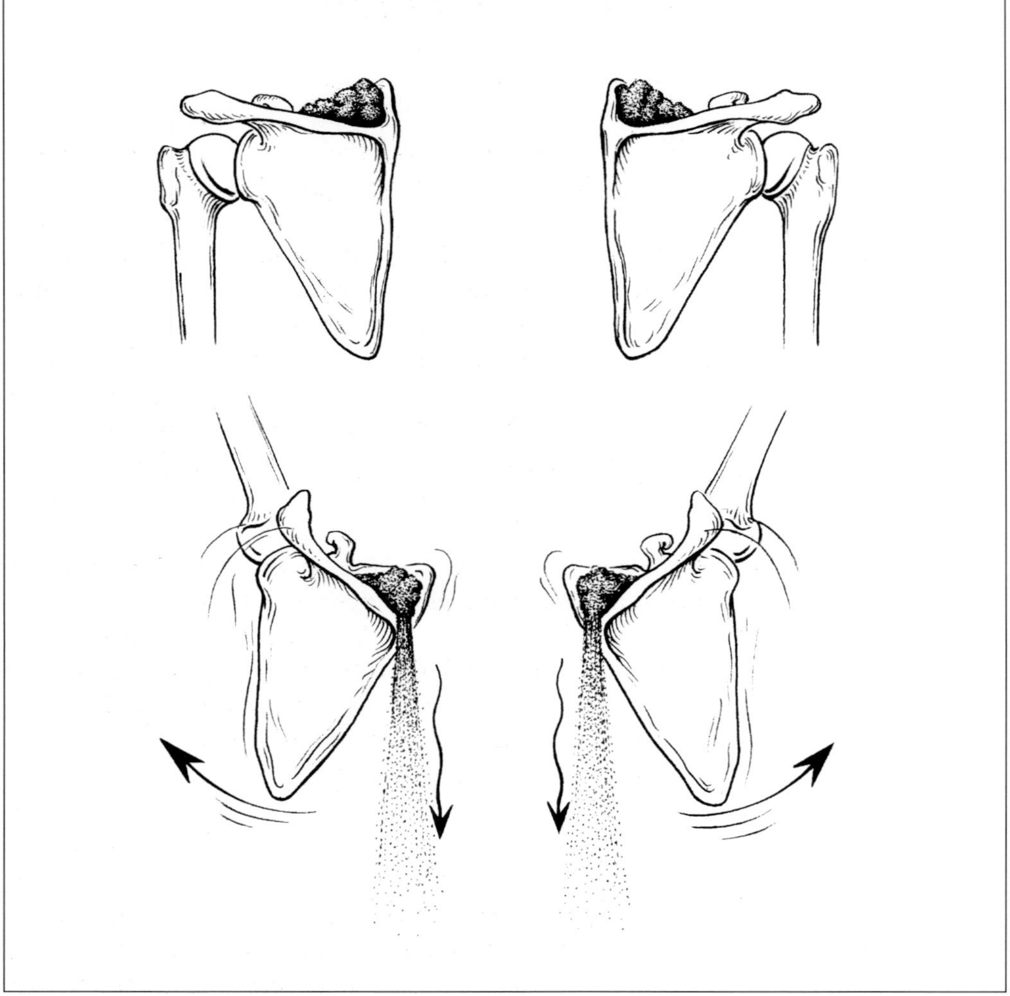

Ich unterstützte beim Übungspartner die Bewegungen des Schulterblattes mit meinen Fingern, indem ich beim Anheben des Arms die Schulterblättgräte nach unten drücke und die innere Kante mit dem Daumen nach außen schiebe. Um zu spüren, was passiert, wenn das Schulterblatt blockiert ist, mache ich Folgendes: Ich halte das Schulterblatt bei der unteren Spitze fest.

Jetzt ist mein Partner gezwungen, beim Anheben der Arme die Schultermuskulatur zu verkürzen. Gleich danach helfe ich noch einmal beim Drehen des Schulterblattes. Jetzt geht es viel einfacher.
Ist der Arm ganz nach oben gestreckt, spüren wir, wie er nun genüsslich auf dem Schulterblatt ruht. Es ist für ihn ein Fundament.
Zum Schluss noch eine Übungssequenz im Stehen. Ich lege meine Hände auf die Schulterblätter meines Partners. Während mein Partner die Arme anhebt, streiche ich mit meinen Händen den ganzen Rücken hinunter bis zu den Fersen. Mein Partner und ich stellen uns vor, dass die Schulterblätter auf dem Rücken zum Boden hinunterrutschen.

Sand kippen

Stellen Sie sich vor, dass ein kleines Häufchen Sand auf Ihrer Schulterblattgräte liegt. Beim Anheben der Arme fällt dieser Sand neben der Wirbelsäule nach unten. Hören Sie und spüren Sie, wie der Sand fällt und allmählich alle Verspannungen mit sich nimmt.

Der Rabenschnabel-Fortsatz

Es besteht aber noch eine weitere Verbindung des Schulterblattes nach vorne. Sie trägt den Namen Rabenschnabel-Fortsatz (Processus coracoideus).
Dieser wie ein abgerundeter Baumast aussehende Teil des Schulterblattes guckt unter dem Schlüsselbein hervor und liegt neben dem Schultergelenk. An ihm sind drei Muskeln befestigt: Zwei davon führen zum Arm und der dritte – der kleine Brustmuskel – ist mit den oberen Rippen verbunden. Das Schulterblatt liegt wie ein Rucksack hinten auf dem Brustkorb, mit Riemen, die vorn am Brustkorb befestigt sind. Dieses Arrangement hat viele Vorteile, weil das Gewicht des Schulterblattes und der Arme gleichmäßig auf dem Brustkorb verteilt wird. Dies müsste eigentlich dafür sorgen, dass wir immer lockere Schultern haben, aber auch dieses ausgeklügelte System hält unserem gestressten Verhalten nicht stand.

Schulterblatt als Rucksack

Wir berühren die Spitze des Rabenschnabels, indem wir den Daumen der linken Hand in die Delle unter dem Schlüsselbein legen und ihn nach außen in Richtung Schultern gleiten lassen. Unweigerlich stoßen wir auf einen harten, knochigen Punkt, den wir mit unserem Daumenballen abtasten können (die mittleren Finger derselben Hand befinden sich nun etwa auf dem Schultergelenk). Dies ist der Rabenschnabel-Fortsatz, der sich unter Umständen sehr empfindlich anfühlt, also bitte nicht zu stark drücken! Wir vergegenwärtigen uns, dass dieser Punkt zum Schulterblatt gehört, also etwas, das wir normalerweise auf unserem Rücken wähnen, hat einen Ableger auf der Vorderseite des Körpers.
Nun streichen wir mit den Fingern diagonal nach unten und innen zu den oberen Rippen. Dies ist der Verlauf des kleinen Brustmuskels, des oben erwähnten Rucksackriemens. Auch hier werden wir vielleicht einige schmerzhafte Stellen antreffen. Wir stellen uns nun vor, dass das Schulterblatt über diese Riemen von der Vorderseite des Brustkorbs getragen wird. Das Schulterblatt ist nicht mehr hinten fixiert, sondern vorn befestigt.
Wir wiederholen das Experiment auf der anderen Seite des Körpers.

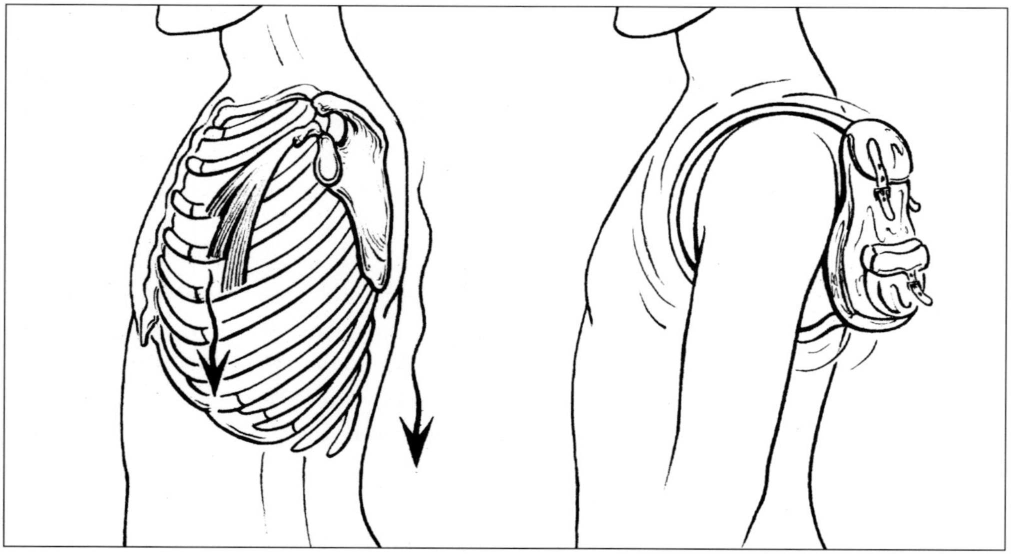

Funkelaugen

Oft wird durch eine schlaffe Oberkörperhaltung der Rabenschnabel-Fortsatz nach unten gedrückt, und die daran befestigten Muskeln verkürzen sich. Wir stellen uns nun vor, dass der Rabenschnabel sein Maul fest aufreißt und herzergreifend gähnt, um sich von diesem Druck von oben zu befreien.
Im Anschluss daran stellen wir uns vor, dass diese Fortsätze kleine Funkelaugen sind, zwei Katzenaugen, die im Dunkeln leuchten. Die Rabenschnäbel leuchten unter dem Schlüsselbein hervor, schweben nach oben und geben der Vorderseite des Schulterblattes ein wenig »Lifting«, während die Rückseite entspannt nach unten hängt.

Finger-Schulterblatt-Verbindungen (nach B. Cohen)

Um die Schultern zu lockern und die Schulter-Hand-Koordination zu verbessern, ist es sehr wertvoll, die Verbindung zwischen dem Schulterblatt und der Hand wahrzunehmen. Diese Übung hilft, die Schultern zu entspannen, und ist sinnvoll als Prävention für Karpaltunnelsyndrome, also Schmerzen und Entzündungen im Handgelenk, die durch monotone Arbeit, beispielsweise an Tastaturen, entstehen.

Finger und Schulterblatt berühren

Wir beginnen mit dem Daumen, indem wir ihn kurz umfassen. Dann streichen wir mit den Fingern der anderen Hand an der Innenseite des Armes entlang bis zum Rabenschnabel-Fortsatz nach oben. Dies ist die Stelle, die am Schulterblatt dem Daumen entspricht (Processus coracoideus).
Nun umfassen wir den Zeigefinger und gleiten mit unseren Fingern auf der Außenseite des Armes entlang nach oben bis zur Schulterblattgräte (Spina sca-

pulae). Diese befindet sich auf der Rückseite der Schulter, oben am Schulterblatt. Es handelt sich um eine lange Kante, die ganz außen an der Schulterhöhe beginnt und in Richtung Wirbelsäule zieht.
Der Mittelfinger entspricht der eigentlichen Gelenkpfanne des Schulterblattes. Wir umfassen den Mittelfinger und gleiten nun mit unseren Fingern auf der Rückseite des Armes hoch bis zur Schulterhöhe. Hier, in der Tiefe, befindet sich die Gelenkpfanne der Schulter, die vom Schulterblatt gebildet wird (Cavitas glenoidalis).
Der vierte Finger (Ringfinger) entspricht der Außenkante des Schulterblattes (Margo lateralis). Wir gleiten mit unseren Fingern vom vierten Finger an entlang der Außenseite des Armes nach oben zum äußeren Rand des Schulterblattes. Je nach Dicke der darüber liegenden Muskeln ist dieser Rand gut oder nur schwerlich zu ertasten.
Der fünfte Finger entspricht der unteren Spitze des Schulterblattes (Angulus inferior). Als Erstes umfassen wir den kleinen Finger, dann gleiten wir mit den Fingern den Arm entlang nach oben und suchen die untere Spitze des Schulterblattes. Es empfiehlt sich, das Schulterblatt ein wenig zu bewegen, um diese Stelle zu finden. Es ist einfacher, wenn ein Partner dabei hilft.
Das Handgelenk entspricht dem inneren Rand des Schulterblattes (Margo medialis), die Innenfläche der Hand der Innenfläche der nach vorn gewandten Fläche des Schulterblattes. Die Rückhand entspricht der Rückseite des Schulterblattes. Wir bewegen all diese Handbereiche und visualisieren die entsprechenden Stellen am Schulterblatt. Wer also die schwierig zu ertastende Innenseite des Schulterblattes entspannen möchte, kann die Innenseite der Hand massieren, um seinem Ziel näher zu kommen.
Ich empfehle, alle Verbindungen nochmals zu berühren, bevor wir den Lockerheits-Vergleichstest ausführen. Also: Daumen-Rabenschnabel-Fortsatz, Zeigefinger-Schulterblattgräte, Mittelfinger-Gelenkpfanne, Vierter Finger-äußerer Schulterblattrand, Fünfter Finger-untere Schulterblattspitze, Handgelenk-innerer Schulterblattrand, Handaußenfläche-Schulterblattaußenfläche, Handinnenfläche-Schulterblattinnenfläche.
Wir üben das Ganze auf der anderen Körperseite.

Das Schultergelenk

Das Schultergelenk ist im Vergleich zum Hüftgelenk sehr beweglich. Die Aufgabe des Hüftgelenks ist das Übertragen der Beinbewegung auf das Becken und das Tragen des Oberkörpers. Das Schultergelenk steht nur beim Baby als Tragegelenk im Vordergrund, beim Erwachsenen dient es der kreativen Entfaltung der dreidimensionalen Aktivitäten der Arme und Hände. Die Stabilität des Schultergelenks wird vor allem von Muskeln und nicht – wie beim Hüftgelenk – durch eine tiefe Gelenkpfanne gewährleistet. Doch wo viele Muskeln zur Stabilisierung eingesetzt sind, schleichen sich schnell Verspannungen ein. Das Schultergelenk besteht aus dem Schulterblatt, welches dem Oberarmkopf eine untiefe Gelenkpfanne (Cavitas glenoidalis) zur Verfügung stellt. Es handelt sich um ein Kugelgelenk mit Bewegungsfreiheit in alle Richtungen.

Bewegung im Schultergelenk

Wir spüren, wie der Oberarmkopf in die kleine Gelenkpfanne des Schulterblattes hineinguckt. Alle umliegenden Muskeln sorgen für eine perfekte Zentrierung des Oberarmkopfes. Es ist ein sehr gleitfähiger Kontakt, und das Schulterblatt kann sich auf der Gelenkkugel des Oberarms ein wenig entspannen. Ich hebe den Arm zur Seite und der Gelenkkopf des Oberarms rollt in seiner Pfanne nach oben. Bald stößt er jedoch an der Schulterblatthöhe an. Deshalb muss die Kugel im Weiterdrehen nach unten gleiten, damit wir den Arm nach oben heben können. Das ist dann eine so genannte Gleitrotation.

Fände diese Gleitrotation nicht statt, müssten wir den gesamten Schultergürtel nach oben bewegen und uns zur Seite neigen, um den Arm zu heben. Imaginativ können wir dieses Ereignis etwas übersteigern, um es voll zur Geltung zu bringen. Wir stellen uns vor, dass der Gelenkkopf des Oberarmes auf der Seite des Körpers hinuntergleitet, bis er auf dem Kopf des Oberschenkels ruht. Jetzt trägt nicht mehr der Schultergürtel, sondern das Becken das Gewicht der Arme (siehe Abbildung nächste Seite). Wenn wir mit entspannten Schultern etwas tragen wollen, ist diese Vorstellung sehr zu empfehlen.

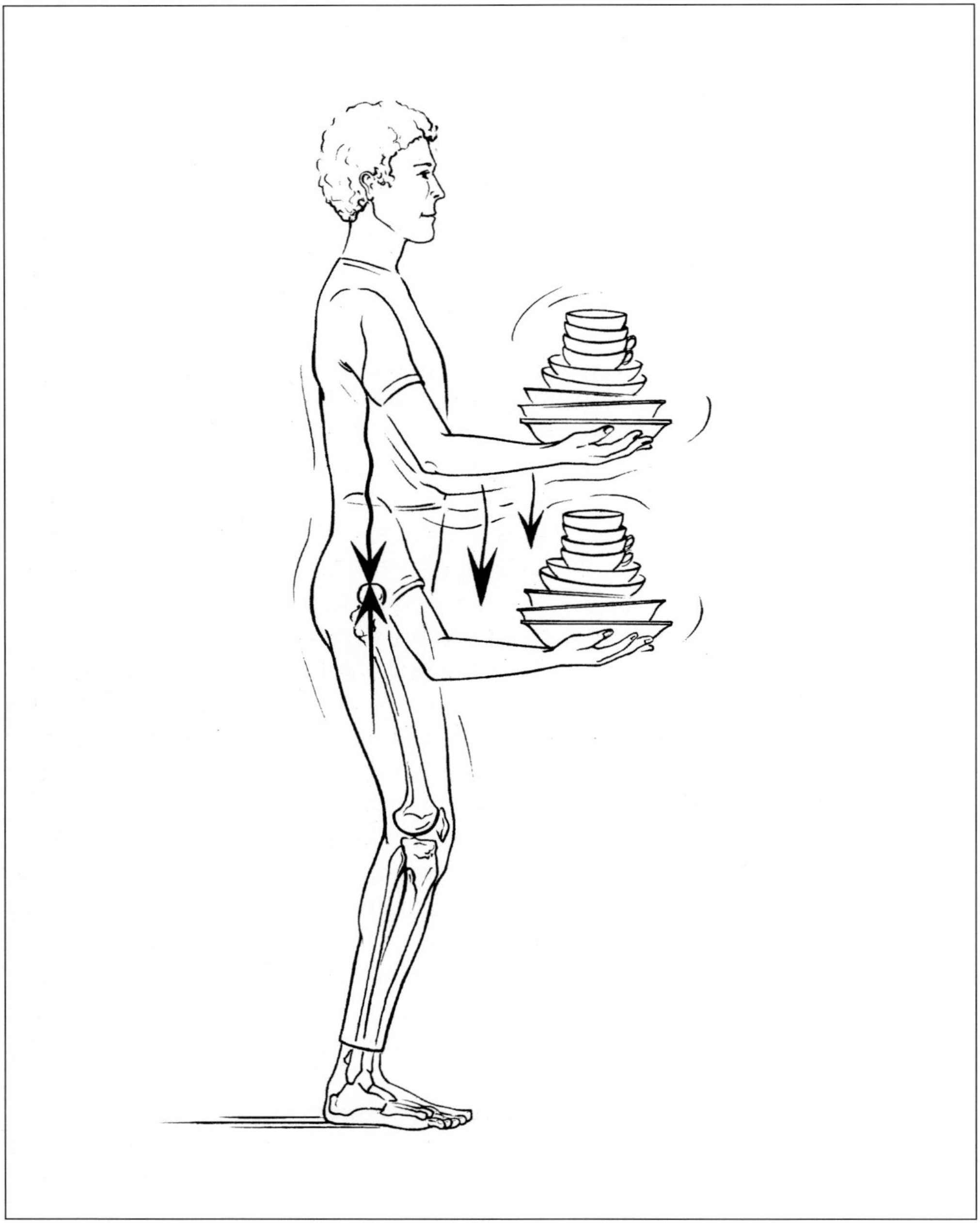

Harmonie im Muskel

Dieses Buch wäre nicht vollständig ohne eine Betrachtung der Muskeln des Schultergürtels, die uns oft nur auf schmerzhafte Weise an ihre Existenz erinnern. Wir wollen ihnen also im Folgenden wieder mehr Aufmerksamkeit schenken und ihnen im positiven Sinne begegnen.
Die Muskeln des Schultergürtels sind radial um die »Radnabe« des Schultergelenks aufgebaut. Dies sorgt für viel Freiheit in den Armbewegungen, bedeutet aber gleichzeitig einen beträchtlichen Koordinationsaufwand, um die verschiedenen Strahlen des Rads im Gleichgewicht zu halten. Beim Schimpansen, unserem nahen evolutionären Vorfahren, sind die Schultermuskeln in etwa gleich aufgebaut. Deren Funktion war aber das Aufhängen und Schwingen des Körpers von Ast zu Ast, in unserem Alltag jedoch hängen die Arme meist am Körper. Die Schultermuskeln lieben es aber, wenn sie wieder einmal auf ihre urtümliche Weise eingesetzt werden und das Körpergewicht tragen können.
Diese Liebe zeigt sich bei Kindern und in der großen Popularität von Kletteranlagen. Auch eine Kletteranlage im Büro wäre eine gute Idee, würde aber elastische Business-Anzüge voraussetzen. Im folgenden Teil werde ich deshalb einige Übungen mit Bändern (siehe Anhang, Seite 151) vorstellen, die diesen Zug an den Armen auch ohne Klettern ermöglichen.
Um uns mit Leichtigkeit zu bewegen, brauchen wir nicht viel Kraft. Das Paradebeispiel dafür ist das Baby. Es bewegt sich sehr locker, hat aber noch nicht viel Kraft. Kraft ist also nicht der Schlüssel zum entspannten Bewegen, dennoch wird Fitnesstraining oft mit Krafttraining gleichgesetzt. Die Grundvoraussetzungen für Leichtigkeit in der Bewegung sind beim Erwachsenen Körperbewusstsein, Koordination und die Fähigkeit, sich die eigene Bewegung vorzustellen. Wenn diese Elemente während des Aufbaus von Kraft im Vordergrund stehen, können wir uns auch mit viel Kraft locker bewegen.
Mabel Todd, die Begründerin der Ideokinese (siehe Seite 12), sagte, dass die Architektur der Rückenmuskeln die Schultern schweben lässt. Beginnen wir mit einem Bild: Der Schultergürtel ist ein Mobile, das an der Basis des Kopfes aufgehängt ist.

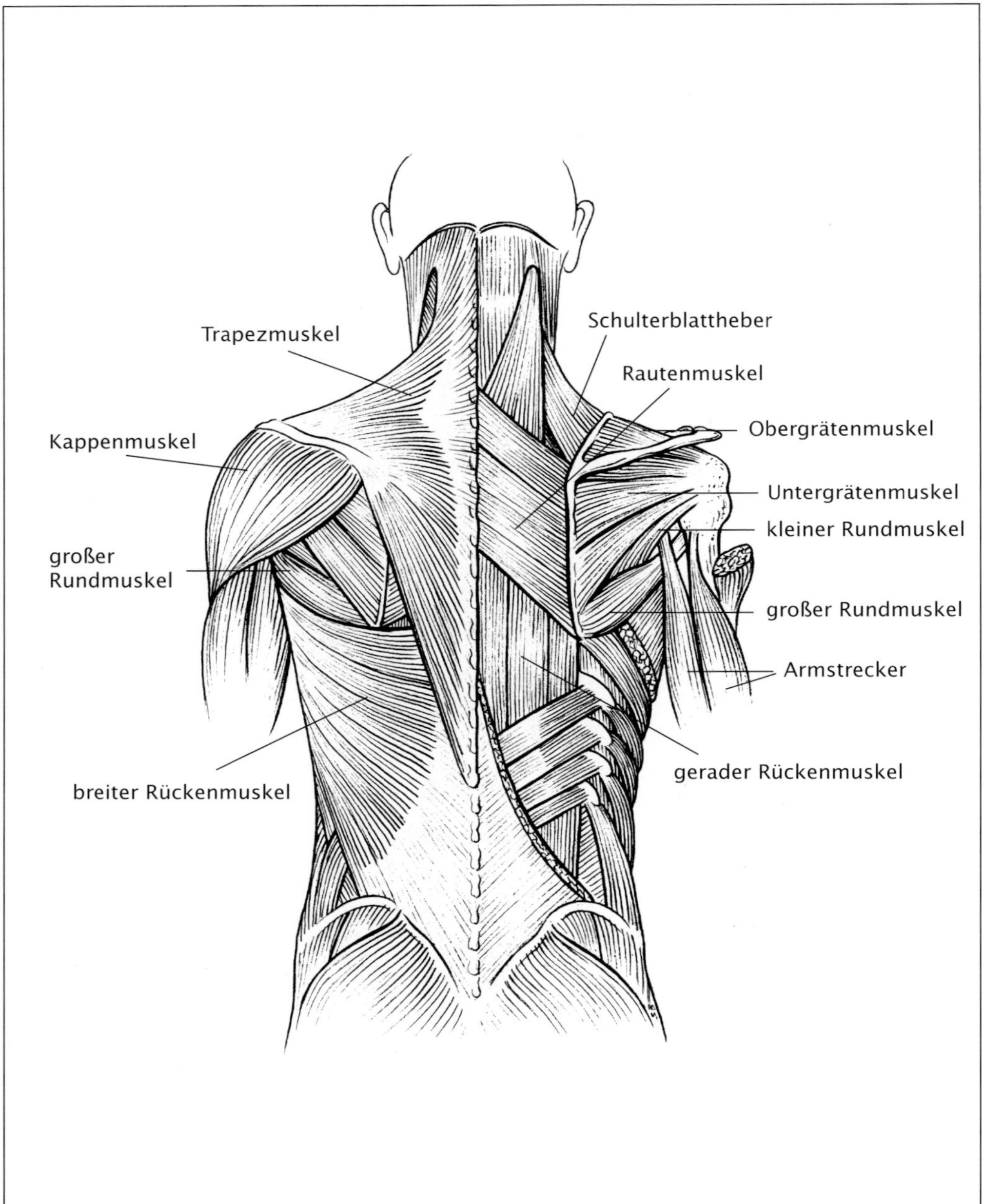
Trapezmuskel
Schulterblattheber
Rautenmuskel
Obergrätenmuskel
Kappenmuskel
Untergrätenmuskel
kleiner Rundmuskel
großer
Rundmuskel
großer Rundmuskel
Armstrecker
gerader Rückenmuskel
breiter Rückenmuskel

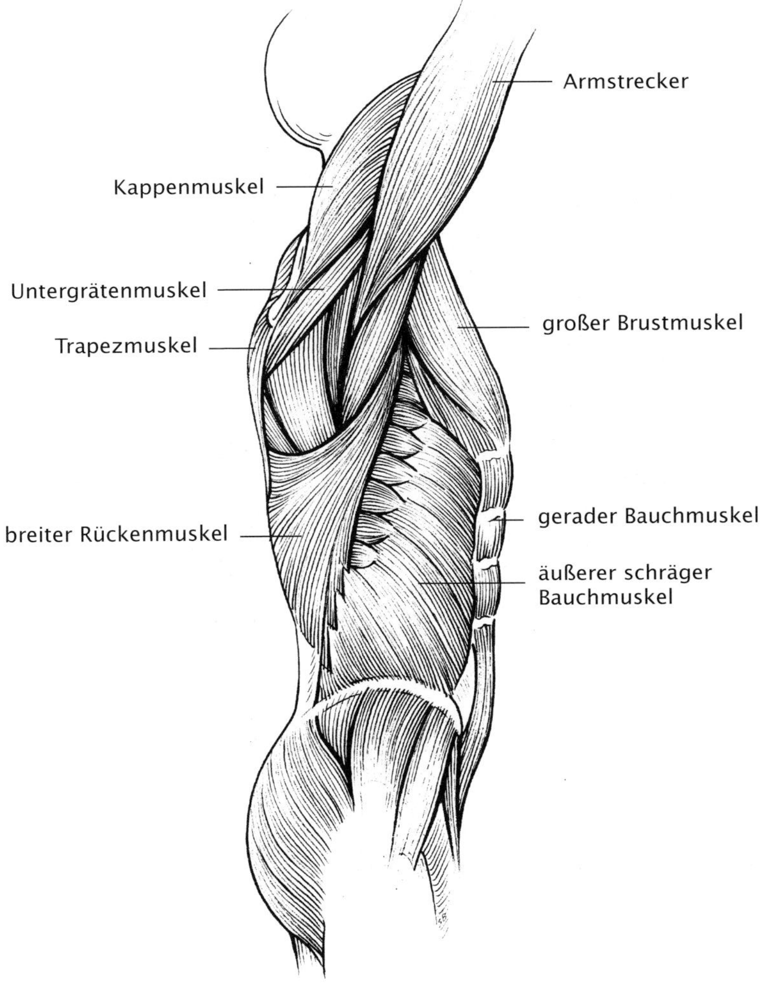

Armstrecker
Kappenmuskel
Untergrätenmuskel
großer Brustmuskel
Trapezmuskel
gerader Bauchmuskel
breiter Rückenmuskel
äußerer schräger Bauchmuskel

Muskelgleiten

Um ihre komplexen Bewegungen ausführen zu können, sind der Schultergürtel und der Arm mit vielen Muskeln ausgestattet. Um deren Funktion zu verbessern, müssen wir in die Sprache der Muskeln eintauchen und deren Grundfunktionen verstehen. Auf diese Weise kommen wir dem Wesen der Muskulatur näher. In den Worten von Mabel Todd: »Strukturhygiene erfolgt, wenn jede Struktur zur ursprünglichen Aufgabe zurückfindet.« Zu den ursprünglichen Aufgaben der Schultermuskulatur gehören sicherlich keine Schulterverspannungen.
Während des Unterrichts erlebe ich oft, dass KursteilnehmerInnen mit der Anweisung »Bitte, locker und entspannt bewegen!« nicht viel anfangen können. Wenn sie sich locker bewegen könnten, wären sie nicht im Kurs. Nur wenige Menschen wissen intuitiv, wie man das macht. Deshalb versuche ich das Wort »Entspannung« zunächst mit frischen Erlebniswerten aufzufüllen. Aber wie kann man aktiv sein und dennoch die Muskeln so einsetzen, dass man entspannt bleibt? Hier hilft das Muskelgleiten. Dies ist ein gutes Beispiel dafür, wie ein Bild (Ideo), welches wir vom Muskel haben, seine Funktion und Bewegung (Kinese) prägt. Ein wunderbares Vorbild für den gleitenden Einsatz von Muskelfasern sind Seehunde. Ich empfehle eine Runde im Zoo zur Begutachtung.

Muskelgleiten im Oberarm

Gehen wir von zwei verschiedenen Aspekten der Funktion des Muskels aus (Anspannung und Gleiten) und spüren wir, wie die Konzentration auf den einen oder anderen Aspekt unterschiedliche Wirkung auf unsere Bewegung hat.

1. Ein Muskel erzeugt Spannung. Wir legen die linke Hand auf den rechten Oberarm-Muskel und denken an die An- und Entspannung im Muskel. Wir spannen die Oberarm-Muskeln an, beugen den Ellbogen und strecken ihn wieder. Diese Bewegung wiederholen wir fünf- bis achtmal.
2. Wir legen nun die rechte Hand auf den linken Oberarm-Muskel. Jetzt denken wir daran, dass die Muskelfasern in den Oberarm-Muskeln ineinander gleiten, um den Ellbogen zu beugen, und auseinander gleiten, um den Ellbogen zu strecken. Wir schicken unser Bewusstsein in den Muskel hinein, so, als

wären wir mitten im Muskel, und stellen uns das Ineinandergleiten beim Ellbogenbeugen und das Auseinandergleiten beim Ellbogenstrecken vor. Wir wiederholen sehr langsam zehnmal das Beugen und Strecken und spüren das Gleiten im Muskel.

Nun lassen wir die Arme auf der Seite des Körpers hängen und vergleichen das Gefühl in den Armen und Schultern. Wir beugen beide Ellbogen. Wo geht es leichter? Welchen Ellbogen können wir weiter beugen?

Bewegung in jeder Zelle

Wir entwickeln sehr viel mehr Kraft und eine harmonische Bewegungsqualität, wenn wir uns vergegenwärtigen, dass wir in jeder Zelle unseres Körpers kontraktionsfähige Fasern besitzen. Es ist nicht so, dass die Skelettmuskulatur für unsere Bewegung allein verantwortlich ist und den Rest des Körpers »mitschleppt«. Sogar Nerven und Bindegewebszellen haben Muskelfasern, die für das Transportwesen im Innern der Zelle verantwortlich sind. Wir stellen uns vor, dass sich jede Zelle an unseren Bewegungen beteiligt. Alle Zellen sind elastisch und haben die Fähigkeit, sich zusammenzuziehen und auszudehnen. Wir beginnen unsere Arme und Schultern mit diesem Gefühl der All-Beweglichkeit anzuheben und wieder zu senken.

Dann schließen wir den Rücken, den Nacken und den Kopf in die Vision der sich ausdehnenden und zusammenziehenden Zellen ein. Jede Zelle hat Kontraktionskraft, jede Zelle ist ein Muskel. Dabei können wir einmal die Ausdehnung betonen und im nächsten Augenblick das Zusammenziehen. Das Gefühl beginnt sich über den ganzen Körper auszubreiten: in das Becken und in die Beine und Füße. Keine Bewegung fällt schwer. Wir können uns in jede Richtung mit derselben Leichtigkeit in den Raum ausdehnen. Es ist ein wahrer Genuss, zu spüren, dass wir überall Bewegungs- und Beweglichkeitskraft haben.

Nachdem wir dieses Gefühl eine Weile erforscht haben, versuchen wir eine Alltagsbewegung auszuführen (aufstehen oder sich setzen, einen Teller anheben), ohne das Gefühl der Gesamtbewegung zu verlieren. Wir heben also den Teller nicht nur mit dem Arm an, sondern mit Hilfe aller Zellen des Körpers. Sogar das Gehirn und das Nervensystem beteiligen sich an der Ausführung der Bewegung – nicht nur als Befehlszentrale, sondern als aktiver, bewegungsunterstützender Teil.

Der Trapezmuskel

Der Trapezius ist ein Schlüsselmuskel für die freie Armbewegung. Im idealen Zustand sorgt er für ein entspanntes Gefühl in der Bewegung, eine freie Atmung, eine gute Körperhaltung und für innere Ruhe. Er ist ursprünglich ein Kiemenheber, also ein reiner Kopfmuskel. Es scheint, als ob er sich gerne in sein Ursprungsgebiet zurückzieht und dabei den ganzen Schultergürtel mit sich zieht. Die bekannten Knoten in den Schultern stammen oft von diesem Muskel.

Er ist aufgeteilt in einen absteigenden, aufsteigenden und einen horizontalen Teil. Der absteigende Teil setzt am Hinterkopf und an den Dornfortsätzen der Halswirbelsäule an und erstreckt sich in einer eleganten Schlaufe bis zum äußeren Teil des Schlüsselbeins und des Schulterblattes. Der Trapezmuskel kann das Schulterblatt anheben und hilft ihm beim Drehen. Der horizontale Teil reicht von den Dornfortsätzen der Brustwirbelsäule bis zur Schulterblattgräte und kann die Schulterblätter zusammenziehen. Der aufsteigende Teil verläuft von der unteren Wirbelsäule bis zur Schulterblattgräte (siehe auch Seite 54). Er zieht das Schulterblatt nach unten und ist auch an dessen Drehung beteiligt – eine Bewegung, die essentiell ist, um den Arm höher als 90 Grad anzuheben. Diese Drehbewegung bewirkt er zusammen mit dem vorderen Sägemuskel (siehe Seite 83 f.).

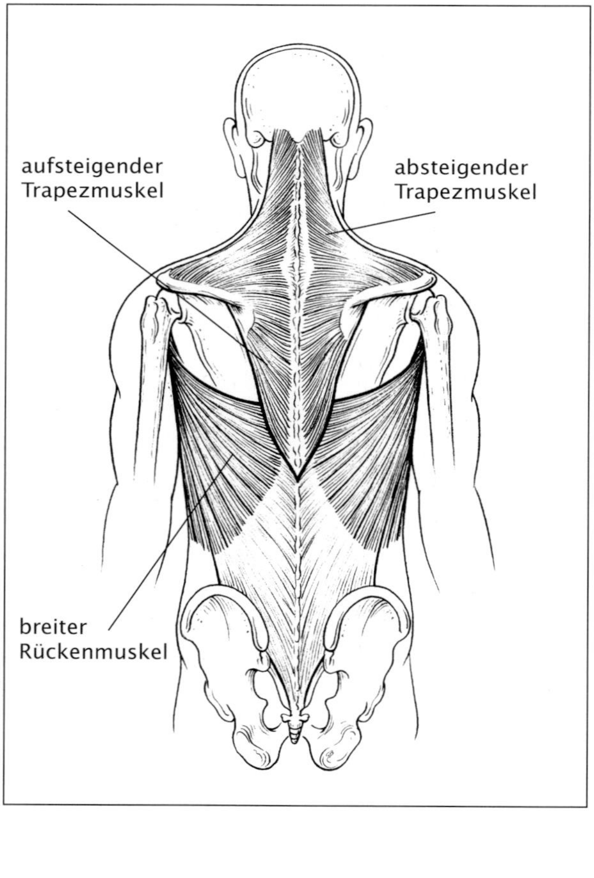

Durch eine chronische Verkürzung des Trapezius wird das Schulterblatt permanent so gedreht, dass das Schultergelenk nach oben zeigt. Die obere, innere Ecke des Schulterblattes wird dabei zur Wirbelsäule gezogen. Dieses Haltungmuster ist leider häufig anzutreffen. Ist der Trapezmuskel gelähmt, geschieht das Gegenteil – die Schultergelenkpfanne zeigt nach unten. Ohne die stabilisierende Wirkung des Trapez- und des vorderen Sägemuskels könnten wir den Arm gar nicht anheben. Da der Arm viel schwerer ist als das Schulterblatt, würde dieses schon bei geringer Armhebung nach unten gedrückt. Die Abbildung zeigt, wie der Trapezmuskel an der Schulterblattdrehung beteiligt ist.

Interessanterweise ist der Trapezmuskel sein eigener Gegenspieler: Er zieht das Schulterblatt nach oben, aber auch nach unten. Alle Teile zusammen sehen aus wie ein Flugdrachen. Dies ist dann auch ein schönes Entspannungsbild: der Trapezius als ein im Wind flatternder Flugdrachen.

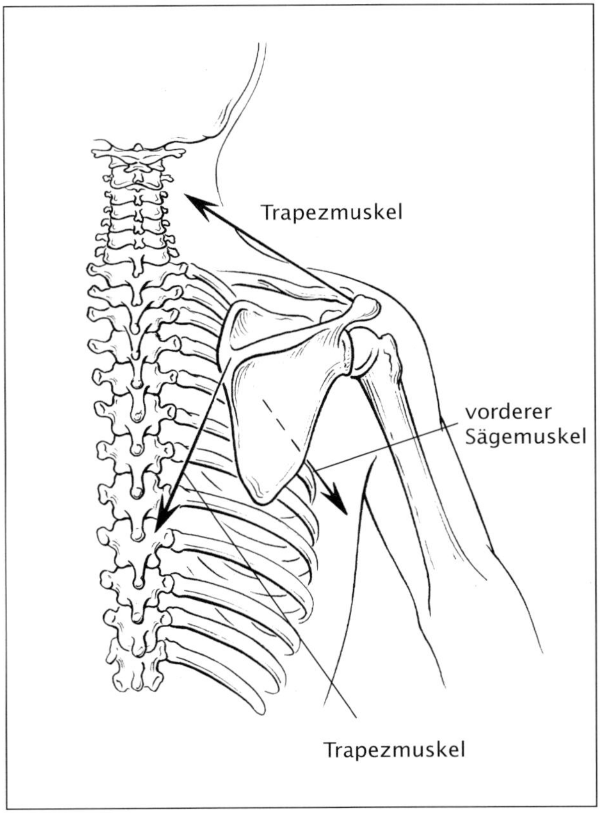

Für die Entspannung ist der Trapezius ein Schlüsselmuskel: Denn er ist einer der ersten Muskeln, die sich bei Stress verspannen, aber im entspannten Zustand wirkt er sich sehr wohltuend auf unseren geistigen Zustand aus. Innere Ruhe ist eine der wichtigsten Voraussetzungen für die Entspannung des Trapezius.

Meist haben wir unseren Kopf relativ zur Wirbelsäule zu weit vorn. Dies bedeutet viel Arbeit für den Trapzius, er muss den Kopf daran hindern, nach vorne zu fallen. Entspannt sich der Trapezius, wird der Kopf automatisch

über der Wirbelsäule zentriert, und dies ist sehr wohltuend für die Halswirbelsäule. Das künstliche Zurückziehen eines vorgehaltenen Kopfes bewirkt allerdings nichts. Die Trapezius-Balance muss von innen heraus entstehen.
Schon in meinem letzten Buch »Locker sein macht stark« habe ich darauf hingewiesen, dass der Körper aus Strömungen besteht. Man kann sie als Richtungspfeile im Muskel visualisieren, welche eine Stoß-, Fließ- oder Schubrichtung anzeigen.

Strömungen des Trapezius

Die Strömung des Trapezius stellt sich in seinem oberen und unteren Teil umgekehrt dar. Den absteigenden Teil des Trapezius visualisieren wir als ein Fließen vom Hinterkopf nach unten und außen zum Schlüsselbein und Schulterblatt hin. Ich habe erlebt, dass sich der absteigende Teil des Trapezius anfühlt wie ein Ballkleid, das sich auf dem oberen Rücken ausbreitet.
Der untere Teil des Trapezius strömt wie eine Wasserfontäne von der mittleren Wirbelsäule nach oben zur Schulterblattgräte. Es ist besonders wertvoll, diese aufsteigende Strömung wahrzunehmen. Es kann eine sofortige Entspannung des absteigenden Teiles bewirken!

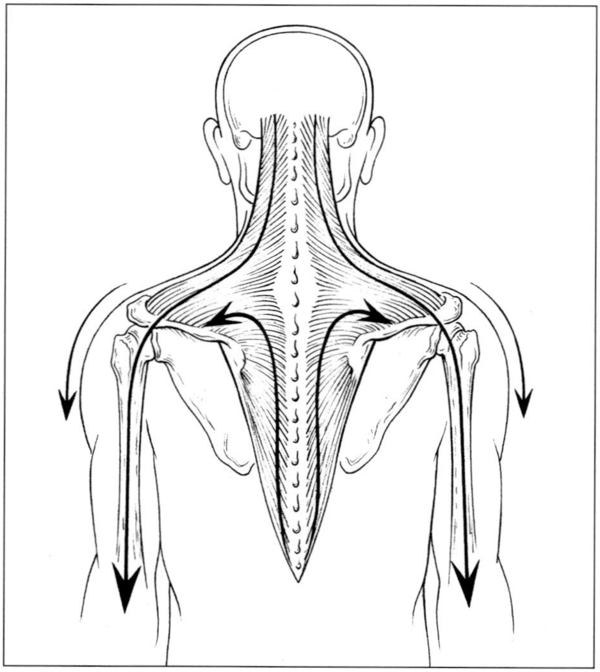

Trapezius abstreichen

Ein Partner kann uns helfen, ein Strömungsgefühl im Trapezius und im ganzen Rücken zu finden, indem er seine Hände über unseren Rücken streicht. Dabei müssen wir uns nicht unmittelbar an eine bestimmte Richtung halten oder den Strömungen folgen, sondern können mit den Händen entdecken, was angenehm ist.

Die Abbildung zeigt uns einen möglichen Abstreichverlauf über den Trapezius und die Rückenmuskeln. Das Abstreichen soll schwungvoll und mit viel Aufmerksamkeit auf die Atmung ausgeführt werden. Während des Abstreichens atmen wir langsam aus und stellen uns vor, wie der Trapezius bis hinunter zu den Fersen fällt.

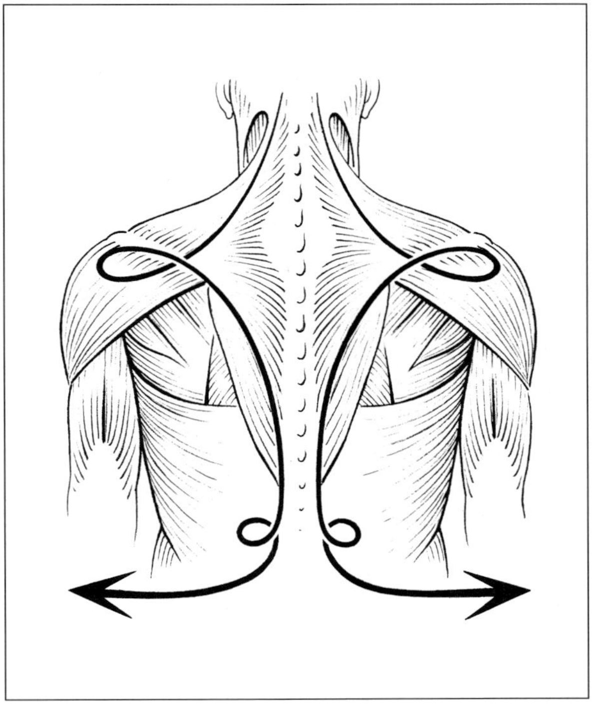

Im folgenden Experiment werden wir den aufsteigenden Teil des Trapezius aktivieren. Dieser ist im Vergleich zum absteigenden Teil kräftemäßig meist im Hintertreffen. Eine gute Balance zwischen aufsteigendem und absteigendem Teil ist eine wichtige Voraussetzung für entspannte Schultern. Dies gilt auch für andere Muskeln, die das Schulterblatt senken, wie der breite Rückenmuskel (Latissimus dorsi), der untere Teil des vorderen Sägemuskels (Serratus anterior) und Anteile des großen und des kleinen Brustmuskels (Pectoralis major und minor). Diese werden bei der folgenden Übung gleich mittrainiert, was sich auf die Schulterbalance sehr positiv auswirkt.

Tür drücken, Tisch-Liegestütze

Wir suchen uns eine Tür, die nicht allzu hoch ist. Wir legen die rechte Hand oben auf die Türkante. Nun heben wir die Schulter und das Schulterblatt nach oben. Während wir mit der rechten Hand die Türkante nach unten drücken, senken wir die Schulter wieder. Wir wiederholen dies etwa dreimal. Vielleicht spüren wir bei dieser Bewegung unten am Schulterblatt einen aktiven Muskel, dies wäre dann der aufsteigende Teil des Trapezius. Wenn keine Türkante zur Verfügung steht, kann man irgendetwas Stabiles benützen, das sich etwa auf der Höhe des nach oben gestreckten Armes befindet. Die Stufe einer Wendeltreppe oder eine Schranktür haben sich für diese Übung auch schon bewährt.
Lässt sich in dieser Hinsicht nichts auftreiben, können wir Tisch-Liegestützen ausführen. Wir drücken beide Hände auf den Tisch und stehen auf diese Weise auf. Dann lassen wir im Stand den Kopf zwischen den Schulterblättern nach unten sinken. Wir drücken die Schultern Richtung Tisch nach unten und heben den Kopf wieder nach oben. Wir versuchen, mit beiden Händen gleich stark nach unten zu drücken. Wir wiederholen diesen Vorgang etwa fünfmal und versuchen die exzentrische Aktion des Trapezius zu visualisieren: Beim Absenken agieren die aufsteigenden Fasern exzentrisch, beim Nach-unten-Stoßen agieren die absteigenden Fasern exzentrisch. Die Bewegungen sollen langsam und locker atmend ausgeführt werden.

Einige der in diesem Buch enthaltenen Übungen sind so genannte Aktive Verlängerungen (AV) der Muskulatur. In der Aktiven Verlängerung übt der Muskel eine bremsende Wirkung aus. Wenn wir ein schlafendes Baby langsam in sein Bettchen legen, so müssen sich die meisten unserer Arm- und Rückenmuskeln langsam verlängern, um das Baby möglichst sanft abzusetzen. Dies braucht Kraft. Würden die Muskeln plötzlich erschlaffen, so würde das Kind unsanft auf die Decke plumpsen und das zu erwartende Schreien würde uns daran erinnern, dass wir die Aktive Verlängerung (auch exzentrische Aktion genannt) des Muskels nicht eingesetzt haben. Aktive Verlängerung ist sehr kräftigend für die Muskeln, wie jeder weiß, der ein oder mehrere Kinder regelmäßig zu Bett trägt. AV-Übungen haben den Vorteil, dass sie dem Muskel zeigen, wie er gleichzeitig lang und kräftig sein kann.

Bürostuhl, Trapezmuskel: Die Aktive Verlängerung

Ein typischer Bürostuhl mit einem Verbindungsstab zwischen dem Sitzteil und der Rückenlehne eignet sich ausgezeichnet für diese Übung. Unser Ziel ist es, die Schulterblattdrehung auf dem Brustkorb, die maßgeblich vom Trapezmuskel erzeugt wird, von der umgekehrten Seite her zu erleben: Der Brustkorb dreht im Schulterblatt.

Wir halten mit der rechten Hand den Verbindungsstab hinter unserem Rücken und neigen Kopf und Oberkörper vorsichtig nach links. Aufgepasst! – viele von uns sind in diesem Bereich so verspannt, dass es nur einer kleinen Bewegung bedarf, um unsere Verlängerungsgrenze zu erreichen. Tägliches, vorsichtiges Üben ist der Radikalkur vorzuziehen. Da wir uns festhalten, kann sich die Schulter nicht nach oben bewegen. Ohne Festhalten würde der Trapezmuskel sich jetzt nicht verlängern. Wir visualisieren das Auseinandergleiten der absteigenden Trapeziusfasern und das Nach-links-Drehen des Brustkorbes im Schulterblatt. Wir heben den Kopf vorsichtig wieder nach oben, wobei es erlaubt ist, mit der Hand am Stuhl zu ziehen. Wir wiederholen die Bewegung dreimal.

Bevor wir die Seite wechseln, sollten wir unbedingt zu Vergleichszwecken beide Arme nach oben strecken. Fehlt es an einem geeigneten Stuhl, kann man die Übung auch im Stehen ausführen, indem man sich beispielsweise an einer Türklinke festhält. (Nur sollte während des Übens ein entsprechendes Warnschild, z.B. mit dem Hinweis »Schulterdehnung im Gange«, auf der Türgegenseite positioniert werden ...)

Der Rautenmuskel

Über den großen und kleinen Rautenmuskel (Rhomboiden) ist die Innenkante des Schulterblattes an den Dornfortsätzen der oberen Wirbelsäule aufgehängt. Ihre Aufgabe ist es, im Verbund mit den vorderen Sägemuskeln und dem großen Rundmuskel die Position des Schulterblattes für jede Armbewegung zu optimieren. Der Rautenmuskel ist ein Gegenspieler des großen Rundmuskels, welcher – ohne Gegenzug des Rautenmuskels – das Schulterblatt zum Arm ziehen würde. Einige Menschen neigen dazu, die Schulterblätter zu hoch am Rücken zu tragen (siehe

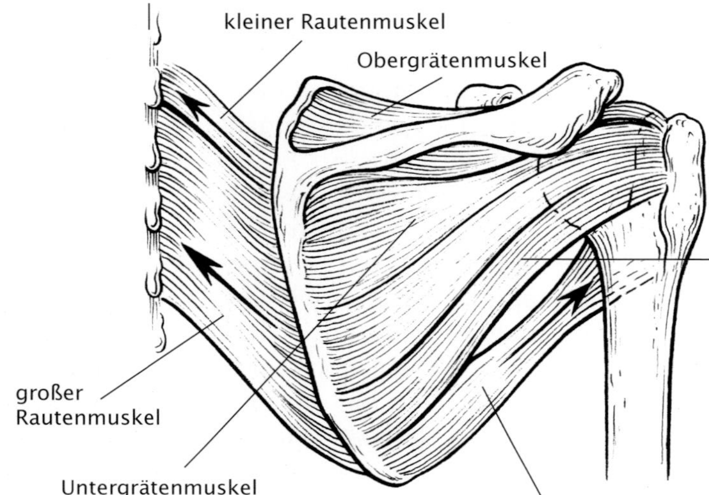

auch Seite 54), was die Funktion dieses Muskels beeinträchtigt. Ist unsere Oberkörperhaltung zu stark gebückt und sind die Schultern gerundet, müssen die Rautenmuskeln permanente Haltearbeit leisten, um die Schulterblätter daran zu hindern, nach außen wegzudrehen. Sie ermüden demzufolge und können ihre Aufgabe nicht mehr richtig erfüllen. Dies äußert sich in lästigen Verspannungen zwischen den Schulterblättern. Die horizontalen Fasern des Trapezmuskels liegen auf den Rautenmuskeln.

Auch jene verbinden Dornfortsätze der Wirbelsäule mit dem Schulterblatt, allerdings mit dessen Gräte. Beim Anheben des Armes arbeiten diese beiden Muskeln exzentrisch, um das Schulterblatt zu stabilisieren.

Mit den Rautenmuskeln beginnt eine Muskelkette, die sich im vorderen Sägemuskel (siehe Seite 83 f.) und in den äußeren, schrägen Bauchmuskeln bis zur Vorderseite des Beckens fortsetzt. Sie ist für die Körperhaltung wichtig, indem sie hilft, den Brustkorb über dem Becken zu zentrieren.

Die Übungen im Kapitel »Das Schulterblatt« (siehe Seite 55 f.) sind sehr hilfreich, um die Rautenmuskeln zu lösen.
In der folgenden Übung werden wir die Problemstelle zwischen den Schulterblättern angehen. Dabei kann jeder selbst die Intensität der Dehnung wählen. Die Übung führen wir mit dem Theraband™ (siehe Anhang, Seite 151) aus. Wir legen das Band hinter den oberen Rücken und halten die beiden Enden in der Hand.

Das Weh zwischen den Schulterblättern

Während dieser Übung konzentrieren wir uns auf unsere Schulterblätter und die Muskeln, die dazwischen liegen. Es sind dies der Rautenmuskel und der horizontale Anteil des Trapezmuskels. Wir stoßen die eingedrehten Arme gegen das Band und beugen gleichzeitig die Knie und die Wirbelsäule. Wir versuchen die Schulterblätter auseinander zu ziehen. Wahrscheinlich spüren wir die Rautenmuskeln jetzt schon ziemlich gut. Es sollte beim »Wohlweh« bleiben, einem Gefühl, als warteten diese Muskeln schon seit Menschengedenken auf diesen Augenblick. Nicht überdehnen und immer weiter atmen! Wir strecken die Beine und die Wirbelsäule wieder aus und bringen die Schulterblätter wieder zusammen.
Wiederholen Sie diese Bewegung noch zwei- bis dreimal. Dann legen Sie das Band hin und nehmen die neue Situation zwischen den Schulterblättern wahr.

Der vordere Sägemuskel

Der vordere Sägemuskel (Serratus anterior) hat seinen Ursprung an den oberen acht Rippen, zieht unter dem Schulterblatt hindurch und setzt an dessen Innenkante an. Verkürzt sich der untere Teil des Sägemuskels, wird das Schulterblatt so gedreht, dass die Gelenkpfanne des Schultergelenks nach oben zeigt. Wie schon erwähnt, ermöglicht dies das Anheben des Armes über 90 Grad. Dabei wird er vom Trapezius unterstützt (siehe Seite 76 ff.). Die Situation erinnert an ein Schwungrad, das gleichzeitig von verschiedenen Seiten gestoßen wird. Die Dosierung der verschiedenen »Schwungradmuskeln« ist dabei sehr wichtig. Meist betonen wir

jedoch den absteigenden Teil des Trapezmuskels und vernachlässigen bei der Drehung den aufsteigenden Teil und den Sägemuskel.
Der obere Teil des Sägemuskels hilft bei der Drehung in die Gegenrichtung, die Gelenkpfanne wird dabei nach unten ausgerichtet. Beim Absenken des Armes werden natürlich alle Muskeln, die das Schulterblatt mit konzentrischer Aktion gedreht haben, verlängert – also exzentrisch in Gang gebracht. Dies zu visualisieren ist sehr empfehlenswert, weil wir auf diese Weise viele Muskeln auf einmal entspannen können. Die folgende Übung kann dabei helfen.

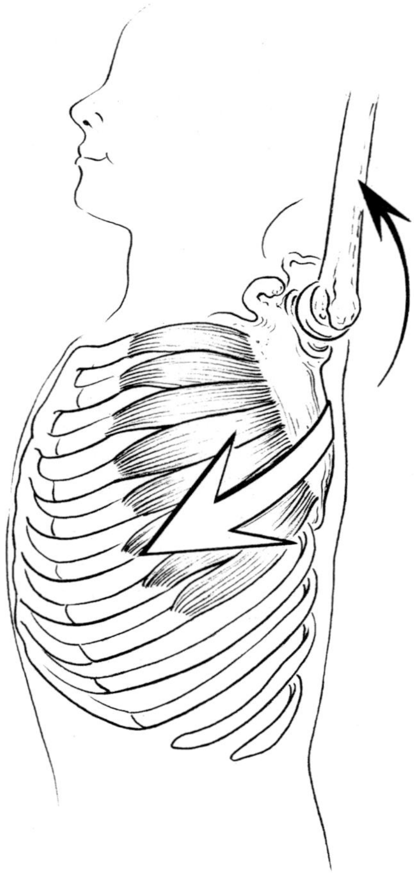

Die Freiheitsstatue senkt ihren Arm

Wir stehen auf und nehmen dieses Buch in die Hand. Wir strecken den rechten Arm, mit dem Buch oder einem ähnlichen Objekt in der Hand, in die Höhe. Die Position ist vergleichbar mit der Haltung der Freiheitsstatue in New York. Nun senken wir den gestreckten Arm ganz langsam – ich betone langsam – nach unten. Dabei spüren wir die Drehbewegung des Schulterblattes, so, als würde es zur Seite wegrollen wollen. Wir wiederholen diese Bewegung auf derselben Seite noch zweimal.
Legen Sie unser Buch zur Seite und vergleichen Sie die Schultern. Vielleicht spüren Sie, dass sich etwas in der Lage des Schulterblattes geändert hat. Wiederholen Sie die Übung mit dem anderen Arm.

Gibt es Muskeln, die sich beim Anheben des Armes verlängern? Ja – es sind die Rautenmuskeln, der Schulterblattheber, die oberen Anteile des vorderen Sägemuskels und der horizontale Teil des Trapezmuskels. Zur Vereinfachung konzentrieren wir uns nur auf die Muskeln zwischen den Schulterblättern, die Rauten- und Trapezmuskeln, denn die haben es besonders nötig, verlängert zu werden.

Verlängerung beim Armheben

Wir heben beide Arme gestreckt vor dem Körper senkrecht in die Höhe und stellen uns vor, wie sich der Raum zwischen den Schulterblättern vergrößert. Wir halten die Arme einen Augenblick in dieser Position und visualisieren das Verlängern des horizontalen Trapez- und Rautenmuskels. Wir lassen die Arme leicht angewinkelt entspannt nach unten sinken und üben nochmals das Heben der Arme, mit Konzentration auf den Raum zwischen den Schulterblättern. Sollten wir das Gefühl haben, dass er enger wird, so heißt das, dass wir beim Heben der Arme die Schultern zurückziehen und dabei den Kopf nach vorn schieben. Um dies zu vermeiden, dürfen wir die Kopfposition beim Heben der Arme nicht verändern.

Der Schulterblattheber

Der Schulterblattheber (Levator scapulae) ist ein abtrünniger, vorderer Sägemuskel. Der Sägemuskel verläuft vom Schulterblatt zu den Rippen, der Schulterblattheber vom Schulterblatt zum Hals. Ursprünglich hatten wir aber auch Rippen am Hals. Wir verloren sie, damit wir den Kopf besser wenden können. Ein Vorteil, wenn wir zum Beispiel schnell erspähen wollen, was hinter uns im Laub geknackt hat. Der Schulterblattheber verläuft vom Innenrand der Schulterblätter dorthin, wo sich einmal Rippen befanden, nämlich zur Vorderseite der Querfortsätze der Halswirbel eins bis vier. Da viele Menschen ihre Schulterblätter zu hoch tragen, ist dieser Muskel oft verkürzt und verspannt. Ein Namenswechsel auf »Schulterblattsenker« (was er im exzentrischen Fall auch ist), wäre von Vorteil.

Schulterblattheber berühren

Wir berühren den Warzenfortsatz hinter dem Ohrläppchen (markanter Knochenpunkt). Gleich darunter befindet sich der Querfortsatz des obersten Wirbels. Es kann sein, dass sich diese Stelle sehr schmerzhaft anfühlt. Gleiten wir mit unserem Finger senkrecht nach unten, entdecken wir möglicherweise weitere unangenehme Stellen. Hier befinden sich unter vielen Muskelschichten die Querfortsätze der Halswirbel. Wir visualisieren, wie der Schulterblattheber von den oberen vier Querfortsätzen zum inneren, oberen Rand des Schulterblattes verläuft.

Der Ursprung des Schulterblatthebers am Schulterblatt ist bei hängendem Arm kaum spürbar, weil er vom Trapezmuskel verdeckt wird. Stützen wir den Ellbogen auf einem Tisch ab, gleitet das Schulterblatt nach oben. Jetzt ist der absteigende Trapezmuskel etwas entspannt und wir können den oberen Rand des Schulterblattes besser abtasten. Wir berühren mit der rechten Hand das linke Schulterblatt, gleich unten am Hals. Gleiten wir mit dem Finger entlang dem inneren Rand des Schulterblattes nach oben, stoßen wir auf den Ursprung des Schulterblatthebers. Wir gehen vorsichtig vor, denn hier können sehr viele Schmerzpunkte und Muskelknoten zum Vorschein kommen.

Nun visualisieren wir eine aufsteigende Strömung durch den Schulterblattheber und eine absteigende Strömung durch den Trapezmuskeln. Wir wandern mit unseren Fingern vom Schulterblatt zu den oberen Querfortsätzen der Wirbelsäule und vom Hinterkopf dem Trapezmuskel entlang nach unten zur Schulterhöhe. Diese Berührung wird auf der anderen Seite wiederholt.

Der Hals hängt am Schulterblatt

Beim Vierbeiner hängt der Brustkorb über dem Sägemuskel an den Schulterblättern. Im Vierfüßlerstand können wir unseren Brustkorb nach unten sinken lassen und wieder anheben. Dies ist eine Sägemuskel-Gymnastik.

Der Schulterblattheber ist ebenfalls ein Sägemuskel. Wir können uns vorstellen, wie die oberen vier Halswirbel via Schulterblattheber an den Schulterblättern hängen. Ein Absenken von Hals und Kopf verlängert den Schulterblattheber, das Wieder-Anheben verkürzt ihn. Können wir dieses Bild auch im Stehen visualisieren? Dies gibt unserem Hals ein Gefühl der Länge und Leichtigkeit. Wir lassen unseren Hals sprichwörtlich (nach oben!) hängen.

Der dreieckige Muskel

Der dreieckige oder Delta-Muskel (Deltoideus) wird auch Kappenmuskel genannt, weil er das Schultergelenk wie eine Kappe überdeckt. Der Deltamuskel entspricht dem großen Gesäßmuskel im Becken. Er entspringt an der Schulterblattgräte, der Schulterhöhe und am Schlüsselbein und verläuft bis zur Mitte des Oberarmes. Er besteht aus einem vorderen, mittleren und hinteren Anteil. Der Deltamuskel hebt den Arm zur Seite und nach vorn, wobei verschiedene Anteile des Deltamuskels eingesetzt werden. Er ist auch an der Ein- und Ausdrehung des Armes beteiligt. Zum Glück ist der Deltamuskel selten an Schulterverspannungen beteiligt, umso mehr ist seine Zusammenarbeit mit den anderen Schultermuskeln von Bedeutung. Seine Strömung verläuft von der Schulterhöhe zum Oberarm.

Deltamuskel-Armheben

Wir legen die linke Hand auf den rechten Deltamuskel und schicken unsere Ausatmung durch den Muskel, vom Schlüsselbein und Schulterblatt bis zur Mitte des Oberarmes hinunter. Wir heben den rechten Arm langsam seitlich nach oben, während wir die Strömung durch den Muskel visualisieren. Wir fahren fort, bis der Arm diagonal nach oben zeigt. Beim Senken des Armes imaginieren wir immer noch dieselbe Strömungsrichtung. Wir wiederholen das Heben des Armes dreimal. Es ist aufschlussreich, beide Arme neben dem Körper hängen zu lassen und den Unterschied zwischen dem linken und rechten Kappenmuskel zu spüren. Wir heben jetzt beide Arme mit geschlossenen Augen seitlich nach oben und stellen fest, auf welcher Seite die Bewegung einfacher ist.
Öffnen wir die Augen, so können wir sehen, dass wir den Arm auf der geströmten Seite womöglich höher halten. Dies lehrt uns, dass das Visualisieren von Strömungen die Beweglichkeit verbessert. Nun wiederholen wir die Übung auf der anderen Seite.

Oft kann die Strömung eines Muskels in einem anderen Muskel fortgesetzt werden. Die Strömung des absteigenden Trapezius setzt sich in der Flussrichtung des Deltamuskels fort. Die Situation verhält sich ähnlich einem Wasserfall, der über eine Stufe springt. In diesem Fall bestehen die Stufen aus Schlüsselbein und Schulterblatt, die als Ansatzstellen für beide Muskeln dienen. Oberhalb dieser beiden Knochen strömt der Trapezius, unterhalb strömt der Deltamuskel.

Kombinierte Delta-Trapezius-Strömungen

Wir streichen mit der Hand, seitlich am Hinterkopf ausgehend, über den Verlauf des Trapezius nach unten zur Schulterhöhe. Von dort fahren wir weiter bis zur Mitte des Oberarmes. Hier endet der Delta-Muskel. Wir können dieses Streichen auch ausführen, während wir den Arm auf der Seite anheben.

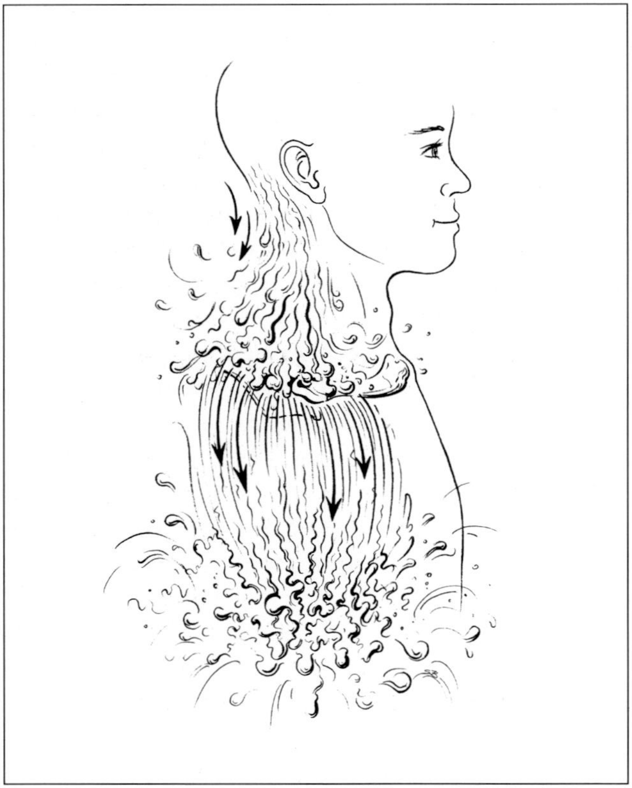

Armdreher

Verschiedene Muskeln, die den Arm ein- und ausdrehen, setzen am Schulterblatt an. Sie werden auch Rotatorenmanschette genannt, obwohl ihre Hauptfunktion die Stabilisierung des Schultergelenks darstellt. Entsprechend verläuft ihre Strömung nach innen zum Schulterblatt. Der Deltamuskel tendiert dazu, beim Heben des Armes den Oberarm aus dem Schultergelenk nach oben zu ziehen. Der Untergrätenmuskel, der Unterschulterblattmuskel und der kleine Rundmuskel sorgen für eine stabilisierende Gegendrehung.
Der Unterschulterblattmuskel (Subscapularis) liegt, wie sein Name besagt, unter dem Schulterblatt und bildet eine angenehme Gleitoberfläche für dessen Bewegung. Er sitzt – eingepackt wie ein Brotaufstrich – zwischen Schulterblatt und Brustkorb und dreht den Arm einwärts. In seiner Aktivität wird er unterstützt durch den großen Rundmuskel (Teres major), der aber von der Rückseite des Schulterblattes herkommt. Dieser Muskel ist der etwas kurz geratene Bruder des breiten Rückenmuskels, unterstützt ihn aber tatkräftig beim Nach-unten-Ziehen des Armes.
Der Obergrätenmuskel liegt im Tal, oben an der Schulterblattgräte, und sorgt dafür, dass der Gelenkkopf des Oberarms genügend fest in der Pfanne sitzt. Er hilft dem Deltamuskel beim Anheben des Armes. Leider übertreibt der Obergrätenmuskel manchmal in seinem Eifer, das Gelenk festzuhalten, so dass er sich verspannt. Beim Anheben des Armes können wir die Abwärtsströmung des Deltamuskels und die Aufwärtsströmung des Obergrätenmuskels gleichzeitig visualisieren. Dies sorgt für eine optimal entspannte Koordination beim Armheben.

Gute alte Schultergymnastik

Bei dieser Übung aktivieren wir fast alle Schultermuskeln, insbesondere aber die Dreher. Wir legen die Finger oben auf die Schultern und führen mit dem Ellbogen desselben Armes eine große Kreisbewegung aus. Nachdem wir die Ellbogen etwa fünfmal gekreist haben, strecken wir den Arm aus und führen große Kreise mit der Hand aus. Nun legen wir wieder die Hände auf die Schultern und drehen Kreise in die andere Richtung, fünfmal. Dann strecken wir den Arm aus und kreisen die Hand fünfmal.
Wir wiederholen die Übung auf der anderen Seite.

Winken mit den Armdrehern

Ich empfehle für die folgende Übung, luftgefüllte Spielbälle von 5–10 cm Durchmesser zu verwenden (siehe Anhang, Seite 151). Die Bälle dienen als Kugellager zwischen den Armen und dem Boden. Dies verhilft zu einem größeren Bewegungsumfang. Wir legen die Bälle unter die Mitte der Oberarme. Einen weiteren Ball – oder ein kleines Kissen – platzieren wir unter dem Kopf. Die Ellbogen sind 90 Grad angewinkelt, die Unterarme zeigen senkrecht zur Decke.
Um die Innenrotatoren (Unterschulterblattmuskel, großer Rundmuskel) zu lösen, drehen wir die Arme langsam nach außen – die Rückseite der Hände nähern sich dabei dem Boden. Die Schulterblätter lassen wir gegen den Boden sinken. Wenn die Hände sich nicht mehr weiter senken können, bewegen wir die obere Wirbelsäule ein wenig. Wir machen zwischendurch Mini-Schlängelbewegungen mit unserer Wirbelsäule.
Wir bewegen die Hände wieder nach oben und drehen die Arme auf die andere Seite – die Handinnenflächen zeigen nun zum Boden, der Oberarmknochen dreht ein. Wir sind daran, die Außenrotatoren (Untergrätenmuskel, kleiner Rundmuskel) zu verlängern. Wenn die Hände sich nicht mehr weiter nach unten bewegen lassen, führen wir wieder Mini-Schlängelbewegungen mit der Wirbelsäule aus.

Wir wiederholen diese langsame Winkbewegung fünfmal. Wer gut und gerne visualisiert, kann sich dabei vorstellen, welche Muskeln sich verkürzen und welche sich verlängern.
Langsam heben wir die Hände wieder nach oben, legen die Bälle weg und betrachten, was sich in der Schulter getan hat. Diese Übung kann auch mit kleinen Gewichten in der Hand ausgeführt werden. Wichtig dabei ist, langsam vorzugehen und bei Schmerzen sofort aufzuhören.

Der große und kleine Brustmuskel

Der große Brustmuskel (Pectoralis major) setzt am Oberarm an und zieht wie ein weit geöffneter Fächer zum Schlüssel-, zum Brustbein und zu den oberen Rippen. Er hat sogar eine Verbindung zur Rectusscheide, der bindegewebigen Hülle des geraden Bauchmuskels. Er zieht den Arm kräftig vor den Körper, in typischer Boxermanier. Da seine Fasern in verschiedenen auf- wie auch absteigenden Diagonalen verlaufen, kann er dabei den Arm horizontal hin und her – oder auch nach oben und nach unten – bewegen. Er arbeitet gern mit anderen Muskeln des Schultergürtels zusammen, um kräftige, großräumige Bewegungen zu erzeugen. Im Geräteturnen kommt er voll auf seine Kosten – bei Klimmzügen und beim Kraulen kooperiert er gern mit dem breiten Rückenmuskel. Interessanterweise ist er kurz vor seinem Ansatz am Oberarm verschraubt. Dies sorgt dafür, dass in den verschiedensten Armstellungen keine große Diskrepanz zwischen den Faserlängen der verschiedenen Brustmuskelanteile herrscht.

Leider ist er aber auch – zusammen mit dem kleinen Brustmuskel (Pectoralis minor) – für gerundete, nach vorn gezogene Schultern verantwortlich. Dadurch verlagert sich der Schwerpunkt der Schultern weg von ihrer Ausrichtung über dem Becken und halst den Rückenmuskeln zu viel Haltearbeit auf. Es ist beinahe so, als müsste der Nacken den nach vorne fliehenden Schultern einen Gegenhalt bieten.

Manchmal sieht es so aus, als wollten wir mit den Brustmuskeln unsere Schultern wie zwei Schiebetüren vor dem Herzen platzieren, um uns emotional zu schützen. Entsprechend fühlen wir uns »entblößt«, wenn der Brustmuskel sich verlängert hat und das Brustbein in seiner vollen Pracht zum Vorschein kommt. Dies ist auch die Schwierigkeit beim Ändern eines Verkürzungsmusters: Sind wir emotional bereit, uns in diesem Bereich zu öffnen? Für viele ist genau das immer wieder mit Angst besetzt, deshalb passiert es häufig, dass man nach der Übung schnell wieder in das alte Muster hineinrutscht. Doch es lohnt sich, dranzubleiben – der obere Rücken wird es mit Geschmeidigkeit belohnen.

Der kleine Brustmuskel entspringt an der zweiten bis fünften Rippe und setzt an der Spitze des Rabenschnabel-Fortsatzes an (siehe Seite 65 ff.). Er kann das Schulterblatt nach unten senken und bildet eine Art vordere Entsprechung zum horizontalen Teil des Trapezmuskels. Zusammen helfen sie bei der guten Platzierung des Schulterblattes. Wenn Sie Ihre Schultern fest nach unten drücken, können Sie den kleinen Brustmuskel unterhalb des Schlüsselbeins auf dem Brustkorb spüren.

Muskelgleiten im großen Brustmuskel

Wir heben den linken Arm in Seitlage so hoch, dass der Ellbogen etwa auf Schulterhöhe liegt. Wir legen die Handinnenfläche der rechten Hand auf den großen Brustmuskel zwischen Brustbein, Schlüsselbein und Schultern.

Wir spüren unsere Atmung im Muskel. Nun bewegen wir den Arm vor unseren Körper, bis der Ellbogen fast vor dem Brustbein liegt. Dabei spüren wir, wie der Brustmuskel etwas dicker wird – die Fasern gleiten jetzt ineinander. Wir bewegen den Arm wieder nach außen, jetzt gleiten die Fasern auseinander. Wir wiederholen die Bewegung einige Male und spüren fortwährend unsere Atmung im Muskel. Wir atmen ein und visualisieren das Ineinandergleiten der Fasern. Wir atmen aus und stellen uns das Auseinandergleiten vor.

Wiederholen Sie diese Bewegung etwa zehnmal. Vergleichen Sie das Gefühl in den beiden Schultern und im Brustmuskel, bevor Sie die Übung auf der anderen Körperseite fortsetzen. Vielleicht spüren Sie jetzt mehr Raum im linken, oberen Brustbereich. Hat sich auch die Atmung verändert?

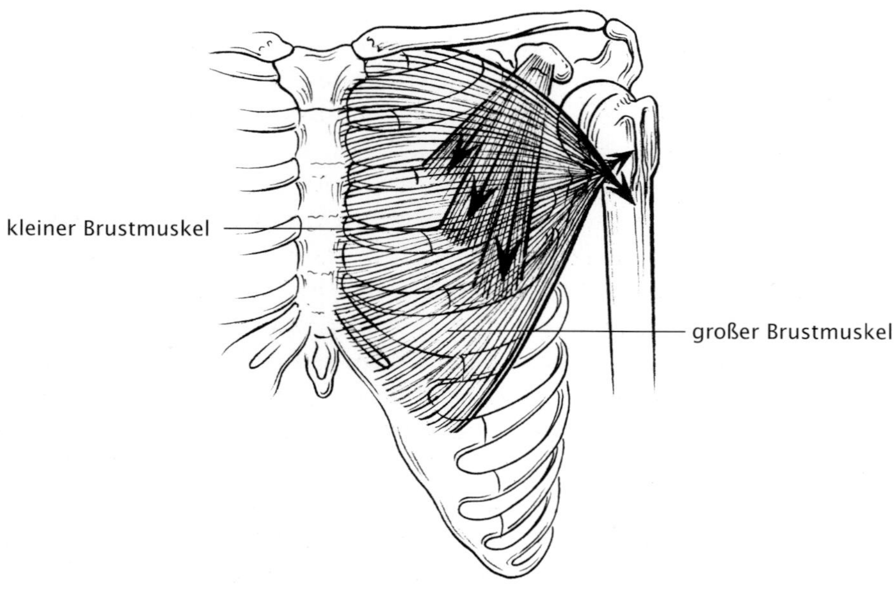

Pectoralis-Strömung

Wir liegen auf dem Rücken und spüren, wie unsere Schultern auf dem Boden aufliegen. Sind sie ein wenig vom Boden abgehoben, fühlt sich der Brustmuskel etwas verkürzt an? Wir visualisieren den fächerförmigen großen Brustmuskel mit seinen Ansätzen am Schlüsselbein, Brustbein und an der Rectusscheide. Die Arme strecken sich Richtung Decke nach oben. Wir senken sie langsam seitwärts nach unten und stellen uns vor, wie sich der große Brustmuskel verlängert. Spüren Sie die Qualität dieser Bewegung: Ist sie fließend, gibt es Spannungen?
Heben Sie die Arme nochmals Richtung Decke nach oben. Visualisieren Sie beim Absenken die Verlängerung des großen Brustmuskels. Er fächert sich in Richtung Oberarm auf. Darunter liegt der kleine Brustmuskel. Spüren Sie seine Fließrichtung vom Rabenschnabel-Fortsatz zu den oberen Rippen.
Wiederholen Sie die Bewegung noch einmal. Wie fühlt sie sich jetzt an? Wie weit können Sie die Arme absenken? Liegen die Schultern später mehr auf dem Boden auf als vorher?

Der breite Rückenmuskel

Der breite Rückenmuskel (Latissimus dorsi) ist der größte Muskel des Körpers. Er ist sehr wichtig für die Ausrichtung des Schultergürtels und das Wohlbefinden des gesamten Rückens. Er setzt am kleinen Höcker auf der Vorderseite des Oberarmknochens an. Seine Ursprünge sind weitläufig. Der breite Rückenmuskel entspringt an der Rückenlendenfaszie (Fascia thoracolumbalis), zwischen den Dornfortsätzen des sechsten Brustwirbels bis hin zum Kreuzbein, zudem an der neunten bis zwölften Rippe und am hinteren Drittel des Darmbeinkammes. Bei der Rückenlendenfaszie handelt es sich um eine dicke Platte aus Bindegewebe, welches den unteren Bereich des Rückens bedeckt und verstärkt. Ist diese Faszie verkürzt, kann sich das in Rückenschmerzen äußern. Es ist erstaunlich, aber dieser Muskel verbindet das Kreuzbein und die Beckenschaufeln mit der Vorderseite des Armes. So sind Armbewegungen und der Zustand des unteren Rückens auf Gedeih und Verderb miteinander verbunden.

Der breite Rückenmuskel ist der Skilanglaufmuskel par excellence, denn er kann die Arme kräftig bis hinter den Körper zurückziehen und eindrehen. Er hilft auch tatkräftig mit beim Klettern und Schwimmen. Er ist ein wichtiger Stabilisator des Schultergelenks und kann als Gegenspieler des vorderen Deltamuskels und des großen Brustmuskels fungieren. Reihen wir diesen Muskel in unser Körperbild ein, erhalten wir ein ganz neues Gefühl für die Unterstützung der Arme in allen Bewegungen, die wir ausführen.
Ist der breite Rückenmuskel verkürzt, wird das Becken beim Hochheben der Arme nach vorn gekippt und die Lendenwirbelsäule gestaucht (lordosiert). Dies ist ein sehr häufig zu beobachtendes Muster. Deshalb können in diesem Fall gymnastische Übungen, die viele Armbewegungen beinhalten, den Schultern und dem Rücken schaden. Leider finden sich in Stretchingbüchern eher selten brauchbare Dehnungen für diesen Muskel.

Den Latissimus wahrnehmen

Eine Übung zu zweit: Wir stehen hinter der Partnerin/dem Partner, die/der die Arme angehoben hat. Wir berühren mit den Fingern die Vorderseite des Oberarmknochens, nahe beim Schultergelenk. Von dort streichen wir nach hinten zur unteren Schulterblattspitze und bis zum sechsten/siebten Dornfortsatz der Brustwirbelsäule. Mit den Daumen auf den Dornfortsätzen, streichen wir mit breit gefächerten Händen nach unten bis zum Darmbeinkamm, verschmälern die Hände und gleiten zum Kreuzbein. So haben wir den gesamten Verlauf des Latissimus dorsi ertastet.

Strömungen des breiten Rückenmuskels

Bei allen Übungen ist es wertvoll, eine Strömung, eine Fließrichtung im breiten Rückenmuskel zu visualisieren. Vor allem beim Heben und Senken der Arme – eine Bewegung, die im Alltag häufig vorkommt – ist das Visualisieren der Aktionslinien des Muskels sehr hilfreich. Die unteren Fasern des Latissimus dorsi, die vom Darmbeinkamm kommen, strömen zum Arm nach oben. Auch diejenigen, die vom Kreuzbein und der Lende kommen, strömen nach

oben zum Arm. Die Fasern, die vom Oberarm über den unteren Schulterwinkel zum sechsten Brustwirbel verlaufen, strömen zur Wirbelsäule, also in die Gegenrichtung.
Es fühlt sich so an, als wenn der äußere, untere Rückenbereich nur frei sein kann, wenn er in der Mitte »zugeknöpft« wird. Wenn man sich die Strömungen etwas erarbeitet hat, bekommt man das Gefühl, als ob die Arme auf dem Latissimus sitzen, ähnlich zweier Kerzen, die auf einem Kerzenhalter ruhen.

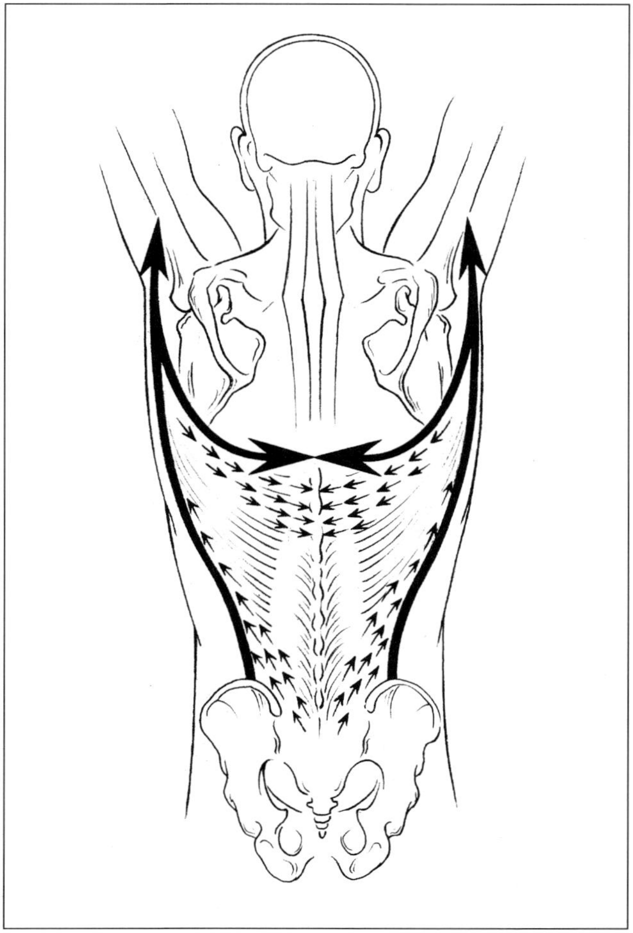

Aktive Verlängerung für den breiten Rückenmuskel

Wir legen uns auf eine bequeme Matte. Die Beine sind ausgestreckt oder aber angewinkelt – mit den Fußsohlen auf dem Boden. Wir visualisieren den Latissimus dorsi als ein riesiges Seidentuch, welches, begleitet von luftigen Flatterbewegungen, in den Boden hineinsinkt.

Wir strecken unsere Arme senkrecht in die Höhe und senken sie langsam neben dem Kopf nach unten. Wir stellen uns dabei vor, dass der Muskel sich wie ein Stück Kaugummi von Rekordgröße ausdehnt – vom unteren Rücken und der Rückseite des Beckens bis zur Vorderseite des Oberarms.

Vielleicht spüren wir den Zug des breiten Rückenmuskels an einer bestimmten Stelle des Rückens. Diese Stelle versuchen wir mit unserer Imagination und unserer Atmung anzupeilen und zu lösen. Wir wiederholen diese Bewegung fünfmal. Dabei können wir auch in den Muskel hineinatmen und das Auseinandergleiten der Fasern visualisieren.

Latissimus-Dehnung mit Band

Wir binden ein langes, mittelstarkes Theraband um eine stabile Befestigung und verknoten die beiden freien Enden, so dass eine Schlaufe entsteht. Diese Übung kann aber auch mit einem/r Partner/in ausgeführt werden. Wir halten das Band mit beiden Händen und beugen uns etwas vor.

Die Knie sind gebeugt. Das Band sollte nicht zu stark gedehnt werden, gerade so weit, dass wir einen angenehmen Zug im Rücken und in den Schultern spüren. Wenn wir mit einem Partner/einer Partnerin arbeiten, achten wir darauf, dass nicht beide gleichzeitig am Band ziehen, sondern die Übung in ein spielerisches Hin und Her verwandeln. Den Rücken dabei in verschiedene Richtungen bewegen, und wenn man sich danach fühlt, auch ein wenig seufzen, ausatmen und etwas Gewicht auf das Band abgeben. Keineswegs im Nacken festhalten, sondern den Kopf nach unten pendeln lassen. Aktiv bleiben wir im Becken und in den Beinen. Wir versuchen auch, Drehbewegungen des Rumpfes auszuführen und die Schulterblätter auf dem Rücken gleiten zu lassen. Zwischendurch hängt der Oberkörper ganz nach unten, und wir nutzen die elastische Federbewegung des Bandes aus, um die Schultern zu lockern.

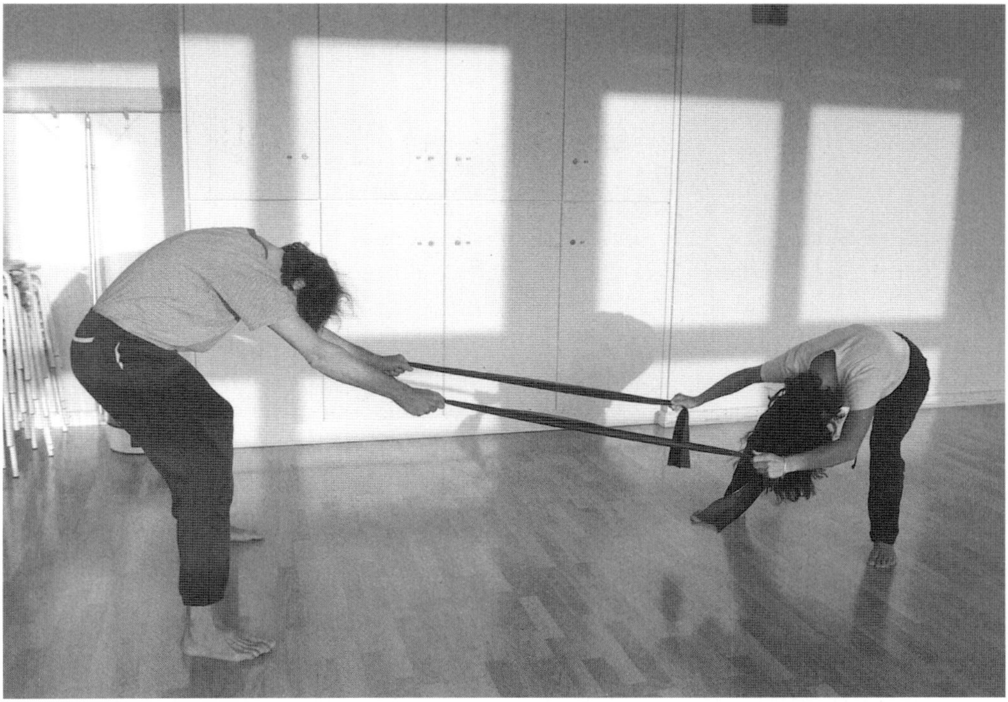

Nun ziehen wir das Band nach hinten und bewegen es ganz langsam wieder nach vorn. Beugen wir dabei die Arme, so arbeitet der Ellbogenstrecker. Versuchen wir, das Band mit gestreckten Armen nach unten und hinten zu ziehen, arbeitet der breite Rückenmuskel. Während wir die Arme wieder langsam nach vorne bewegen, sind wir dabei, mit dem breiten Rückenmuskel und dem großen Rundmuskel Bremsarbeit zu leisten. Vielleicht spüren wir deshalb eine leichte Aktivität im seitlichen Teil des Rückens. Ist dies auf beiden Seiten des Rückens gleich stark zu spüren?
Wir wiederholen diese Bewegung fünfmal, richten uns langsam auf und stellen fest, was sich in der Schulterhaltung geändert hat.

Die organische Entspannung

Da sich jedes Gewebe – bis hin zu den einzelnen Körperzellen – verspannen kann, ist es wichtig, dass wir eine breite Palette von Abhilfen kennen lernen. Damit beginnt die Wahrnehmung der ganzheitlichen Funktion des Körpers. Beherrschen wir das Üben mit der Vorstellungskraft, können wir all diese Bereiche – auch die Organe – erreichen und je nach Bedürfnis lösen oder aktivieren.
Für jedes Organ ist es wichtig, dass es sich dreidimensional bewegt und seinen ihm bestimmten Raum im Körper vollständig einnimmt. Bei den Organen handelt es sich metaphorisch betrachtet um Muskelschläuche (Verdauungsorgane), Wasserballone (Leber) und Muskelgebüsche (Lunge, Milz, Thymus). Die Fähigkeiten der Organe sind sehr eindrücklich. Zum Vergleich: Ein Skelettmuskel ist nach 10 Minuten Non-Stop-Tätigkeit erschöpft und muss eine halbe Stunde pausieren. Würde sich das Herz so verhalten, wäre unsere Lebenserwartung nicht gerade rosig. Die Milz kann sich wie ein Schwamm auf ihre zweifache Größe ausdehnen. Organbewegungen sind zwar nicht mit der linearen Bewegung der Muskeln vergleichbar, aber trotzdem höchst erstaunlich: Wer kann schon seinen Arm aufs Zweifache ausdehnen? Der stärkste Muskel im Körper ist ebenfalls ein Organ: die Gebärmutter. Männer haben leider nichts Entsprechendes anzubieten, außer der Blase, die mit einer dreifachen Schicht von Muskulatur ausgestattet ist.
Ein wichtiges Ziel des Trainings ist, den Organen ein variiertes Lageerlebnis zu geben. Anstatt immer auf dieselbe Weise aufgeschichtet zu sein, können die Organe das »Unten« und das »Oben« immer wieder auf eine neue Art erleben. Auf dem Boden rollen ist deshalb für die Organe sehr erquickend und fördert die Durchblutung und Entschlackung.
Erlebt man, wie die Organe zugleich eine Erdung und lockere Aufrichtung ermöglichen, fragt man sich, wieso in der Haltungsschulung meist kein Wort über die Bedeutung der Organe ausgesprochen wird.
Die Organe zu spüren bringt eine erweiterte Raumempfindung und eine tiefe Entspannung – ein Gefühl des »Bei-sich-Seins«. Wenn wir die Organe entspannen, erleben wir eine positive Distanzierung von Alltagsproblemen. Es ist ein Gefühl des Loslassens, ein hilfreicher Schritt auf dem Lebenspfad. Probleme prallen von

einem ab, ja es ist schwierig, an seine Alltagsproblemchen und Wehwehchen zu denken, sie erscheinen einem gar nicht mehr so problematisch. Dies spüren alle, wenn ich in einem Kurs mit Organübungen anschließend sage: »Versucht jetzt, an ein Problem zu denken.« Die TeilnehmerInnen erleben dabei: Ändere ich meine körperliche Verfassung, meine Wahrnehmung im Körper, so ändert sich auch der Inhalt meiner Gedanken. Ich glaube, dass in diesem Zustand Probleme besser bewältigt werden, weil sie in einem anderen, objektiveren Licht gesehen werden.

Das Lungen-Herz-Gelenk

Lunge und Herz haben sehr viel mit der Oberkörperhaltung und somit mit dem Zustand der Schultern und des Nackens zu tun. Wenn wir in einer schlaffen, vornübergeneigten Oberkörperhaltung sind, bewegen sich wie bei der Sonnenfinsternis die beiden Lungenflügel abschirmend vor das Herz. Und dadurch wird unser Herz in seinem Ausdruck physisch und psychisch eingeengt. Auf folgende Weise kann sich der Raum um das Herz wieder entfalten: Wir stellen uns vor, dass unser Herz und die benachbarte Lunge ein Kugelgelenk sind. Das Herz ist die Kugel, die Lunge bildet die Pfanne. Das Gelenk ist gut geschmiert und erlaubt dreidimensionale Bewegungen.

Wir strecken den linken Arm nach vorn und stellen uns vor, wie die Lunge nach vorn um das Herz herumgleitet. Die Pfanne dreht sich um die Kugel. Wir bewegen den Arm wieder zurück und visualisieren, wie die Pfanne sich um die Kugel nach hinten dreht. Dabei dreht sich das Herz als Kugel in Gegenrichtung etwas nach vorn, in Richtung Brustbein.

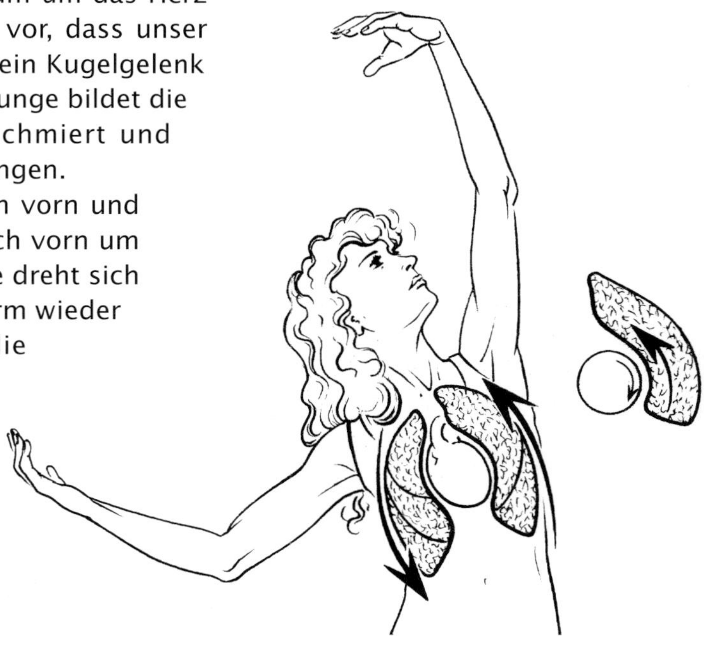

Wir üben diese »Gelenkbewegung« auch nach oben und nach unten. Dabei strecken wir

unseren linken Arm nach oben und gleiten mit der Lunge über das Herz. Wir senken den Arm und gleiten mit der Lunge über das Herz nach unten. Wir wiederholen diese Bewegung einige Male.
Vergleichen Sie beide Seiten, bevor Sie die Übung auf der anderen Körperseite wiederholen.

Die Lungen sind wolkenumhüllt

Wir stellen uns Schlüsselbein, Brustbein und Schulterblatt zusammen als einen Wolkenring vor, der die Lungen weich umhüllt. Wir heben den Schultergürtel nach oben, so dass die Lungen in der Tiefe der Wolken verschwinden. Wir senken die Schultern und »sehen« die Lungen wie Bergspitzen aus den Wolken ins Sonnenlicht hervortreten. Wir wiederholen diese Bewegung einige Male und spüren, wie die Lungen immer etwas weiter aus dem Wolkenring hervorsteigen.

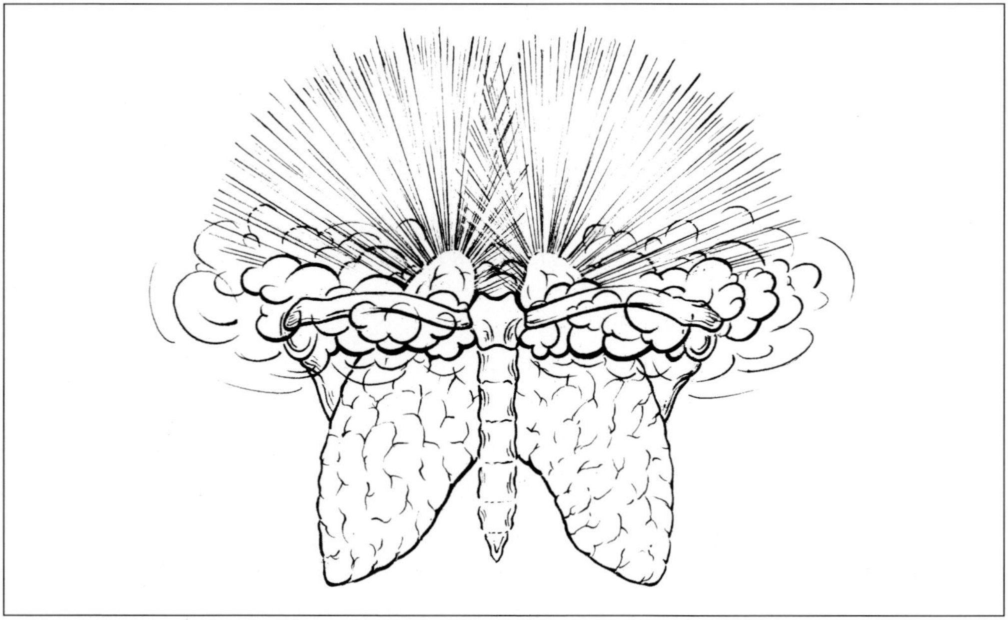

Die Lunge ist sehr wichtig für die Haltung und Lockerheit der Schultern und des Nackens. Füllen die Lungen den ihnen zugedachten Raum nicht aus, sind sie also ein wenig »geschrumpft«, kompensieren das die Schulter- und Nackenmuskeln mit Anspannung. Bei einer schlechten Haltung ist dies an der Tagesordnung. Auch sollte die Lunge beim Ein- und Ausatmen innerhalb des Lungenfells gut gleiten können. Wenn ich die Schultern eines Klienten berühre, habe ich manchmal das Gefühl, dass die Lungen sich etwas »zurückgezogen« haben: Vor meinem inneren Auge sieht es so aus, als würde die Brandung (die Lunge beim Ein- und Ausatmen) den Strand nicht mehr so breitflächig überspülen.

Lungenwipfel als weiche Nase

Ich lege die linke Hand über meine rechte Schulter und visualisiere die Lage des obersten Lungenwipfels unter meiner Hand. Dieser Wipfel ragt wie eine feuchte Seehundnase über die erste Rippe hinaus (Bilder sind Geschmackssache!). Ich stelle mir nun vor, wie der Trapeziusmuskel auf dem Lungenwipfel liegt und sich entspannt wie ein Scheibe Schmelzkäse.

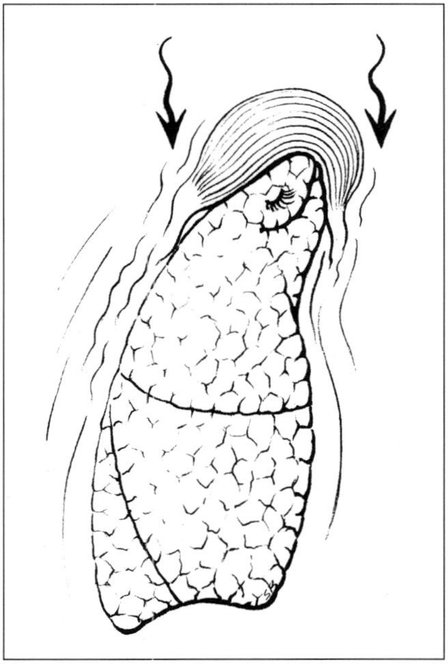

Die Lungenbläschen (Alveolen) sind mit kleinen Bändern aus glatter Muskulatur umwickelt und erinnern an mit Goldband umwickelte Weihnachtskugeln – sie sind aber sehr elastisch.

Ich kreise nun zunächst meine rechte Schulter und stelle mir vor, ich könnte diese Bewegung mit dem Lungenwipfel auslösen. Anschließend kehre ich die Kreisrichtung um und spüre, wie der weiche, elastische Inhalt meiner Schulter die Bewegung auslöst.

Ich lege meine Hand auf den mittleren Teil der Lunge, den mittleren Lungenlappen, und versuche die Lunge etwas anzuheben

und wieder zu senken. Brustkorb und Schulter bewegen sich in diesem Falle auch, aber die Bewegungsauslösung liegt bei der Lunge.
Ich lege meine Hand auf den unteren Lungenlappen. Dieser befindet sich vor allem hinten am Rücken, ist also schwieriger zu berühren. Ich leite meine Atmung zum unteren Lungenlappen. Ich visualisiere seine Lage auf dem Zwerchfell. Beim Einatmen dehnt sich seine Unterfläche wie ein breiter Po auf dem Zwerchfell aus. Beim Ausatmen zieht er sich wieder zusammen. Ich versuche, auch diesen Lungenwipfel etwas zu bewegen, etwas anzuheben und wieder zu senken.
Vergleichen Sie nun die beiden Schultern. Spüren Sie den Unterschied? Üben Sie dasselbe auf der anderen Seite. Links gibt es keinen separaten, mittleren Lungenlappen, aber doch einen mittleren Lungenteil.

Herz oder Hirn

In dem Märchen »Der Zauberer von Oz« entsteht eine hitzige Diskussion zwischen der Vogelscheuche aus Stroh und dem Zinnmann. Der Zinnmann möchte unbedingt ein Herz und die Vogelscheuche ein Hirn haben. Der Zinnmann sagt: »Ich wurde verzaubert und jetzt bin ich ganz aus Zinn. Ich bin ganz einsam, denn wer kein Herz hat, kann nicht lieben.« Die Vogelscheuche entgegnet: »Trotzdem, ich werde um ein Hirn bitten, weil ein Dummkopf nicht wüsste, was mit einem Herz anzufangen ist.« Der Zinnmann meint dazu: »Ich hatte einmal ein Herz und auch ein Hirn, ich habe beide ausprobiert. Ich würde viel lieber ein Herz haben, weil das Hirn einen nicht glücklich macht.« Zum Glück müssen wir uns nicht zwischen Herz und Hirn entscheiden, wir haben beides. Die Frage ist nur, ob sie harmonisch zusammenspielen und sich gegenseitig unterstützen oder ob eines dieser Organe dominiert. Es ist aber noch ein Dritter im Bunde – nämlich der Unterbauch. Hier liegt die Körpermitte oder das Hara, welches wir vielleicht aus Meditationstechniken kennen. Anatomisch gesehen finden wir im Unterbauch das enterische Gehirn oder das Bauchhirn, welches erst in den letzten Jahren wissenschaftlich untersucht wird. In der Darmwand befindet sich ein zweischichtiges Nervengeflecht, welches so raumgreifend ist, dass es als eigentliches Gehirn angesehen werden kann. Es ist durch einen bedeutenden Nerv des vegetativen Nervensystems (Vagus) mit dem Rest des Körpers verbunden. Das Bauchhirn vereinigt in sich viele Aspekte des Zentralnervensystems. Es hat gleich viele Nervenzellen wie das Rückenmark und produziert dieselben Botenstoffe und Hormone wie das Gehirn.

Nun wissen wir aus unserem Alltag, dass wir unsere Entscheidungen des Öfteren »aus dem Bauch heraus« treffen. Wir tun hie und da etwas, weil es sich »richtig anfühlt« – und dann findet das Kopfhirn noch einen passenden Grund für unser Vorgehen. Der Impuls für unser Handeln kam aber aus dem Bauch. Das Bauchhirn kann auch als Ur-Hirn bezeichnet werden. Primitive Tiere haben nur ein Bauchhirn. Es ist dort angesiedelt, wo es darauf ankommt – beim Mund –, und kontrolliert die Aufnahme von Nahrung. Beim Menschen ist das Bauchhirn immer noch vor Ort – bei der Aufnahme der Nährstoffe im Darm. Es soll nichts in den Körper hineingelangen, was ihm nicht gut tut.

Lebenssituationen müssen ebenfalls verdaut werden. Und wenn sie ungenießbar sind, dann spüren wir es im Bauch: Unsere Verdauung läuft schlecht, es ist uns einfach nicht wohl. Geht es dem Bauchhirn nicht gut, so überträgt sich dies dann auf das Kopfhirn: Wir sind in schlechter Stimmung, unsere verbalen und sonstigen Äußerungen sinken auf der Positivitäts-Skala beängstigend nach unten. Der umgekehrte Fall gilt auch: Wenn wir etwas geistig nicht verarbeiten können, wird es auch vom Bauchhirn schlecht verdaut. Stress erzeugt Verdauungsprobleme, das Bauchhirn braucht Stunden für die Nahrungsaufnahme, das Kopfhirn will es in drei Minuten verschlingen.

Das Bauchhirn kann man mit der nährenden Erde vergleichen: Es ist unser ruhender Pol, während das Kopfhirn Pläne ausheckt und Situationen analysiert. Zwischendrin sitzt nun das Herz, welches im tieferen Sinne nur im harmonischen Zusammenwirken von Bauch- und Kopfhirn zum Vorschein kommen kann. Hingabe, Liebe und Glückseligkeit können sich im Streit zwischen Bauch- und Kopfhirn nicht so recht äußern.

Für Menschen mit Verspannungen im Oberkörper wird es sehr nützlich sein, das Bauchhirn zu entdecken. Gelingt dies, zieht Ruhe ins Kopfhirn ein. Das surrende Kopfhirn bekommt einen Anker in unserer Mitte. Dies allein kann schon viele Verspannungen und sogar Gebrechen chronischer Natur heilen. Wenn Ruhe herrscht, kann das Herz langsam aus dem Hintergrund hervortreten und spontane Lebensfreude verbreiten. Der Dialog zwischen Kopf, Bauch und Herz sorgt für die Harmonie, in der sich der Mensch entfalten kann.

Bauchhirn visualisieren

Wir legen uns bequem auf eine Matte. Um den Unterbauch gut zu spüren, ruht ein vorgewärmtes Badetuch auf dem Bauch. Wir visualisieren den Darm und die verschiedenen Schichten des Bauchhirns. Die vielen Nerven leuchten mit einem goldenen Schein. Wir stellen uns vor, dass die Nerven viel Kraft haben und genau erkennen können, was uns gut tut. Wir atmen in das Bauchhirn ein und aus. Mit jedem Atemzug leuchten die Zellen des Bauchhirns heller. Wir spüren, wie sich der Rücken, die Schultern und der ganze Körper entspannen.

Energie in den Bauch leiten

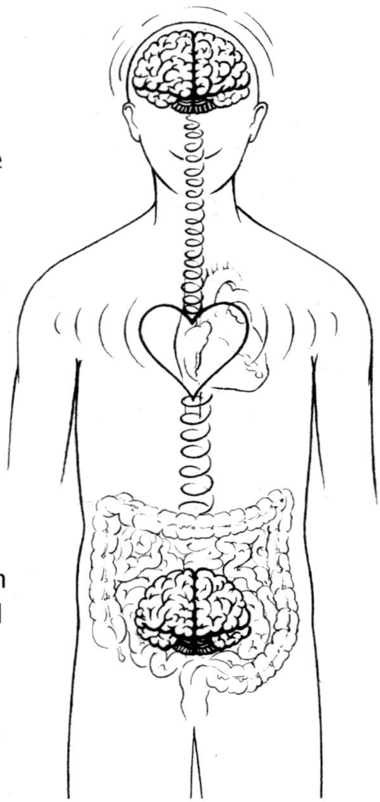

Wir setzen uns in aufrechter Haltung auf einen Stuhl. Die Füße stehen auf dem Boden, die Hände liegen auf dem Bauch. Wir atmen einige Male entspannt in den Bauch hinein. Nun stellen wir uns vor, dass Energie von Kopf, Nacken und Schultern nach unten in den Bauch sinkt. Wer sich unter Energie nichts vorstellen kann, der wähle eine Metapher, zum Beispiel weiches goldenes Licht, das aus Schultern und Nacken in den Bauch strömt.

Wir konzentrieren uns auf den Bauch und stellen uns vor, wie er mit Energie (Licht) gefüllt wird. Wir visualisieren unser Kopfhirn und spüren, wie es sich auf dieser neuen Energiebasis im Bauch entspannen kann. Es kann auf diesem Bauchgefühl ausruhen und sinkt sogar ein wenig nach unten in Richtung Bauch. Wir spüren eine Verbindung zwischen Bauchhirn und Kopfhirn, einen Austausch von Energien, der gleichmäßig in beide Richtungen geht, wie zwei nebeneinander auf- und abstei-

gende Fahrstühle. Wir visualisieren unser Herz als die Mitte zwischen diesen beiden Polen. Es schwebt, getragen von den ausgeglichenen Kopf- und Bauchhirnenergien.
Üben Sie dies regelmäßig – auch wenn Sie nur fünf Minuten Zeit haben – Sie werden sehen, es lohnt sich.

Weiche Achsen

Zu den weichen Achsen zählt beispielsweise die Speiseröhre. Sie bildet bei primitiven Tieren die Körperachse überhaupt. Ist bei uns Menschen die Speiseröhre in ihrer Spannung schlaff, kompensiert allerdings der Nacken mit verstärkter Spannung. Wenn wir also einen steifen Nacken haben, können wir uns daran erinnern, dass wir im Hals nicht nur Muskeln und Gelenke haben, sondern auch einen weichen und elastischen Muskelschlauch. Wenn wir uns mit diesem Zustand der elastischen Verbindung Rumpf-Kopf identifizieren können, so entspannen sich die Nackenmuskeln.
Die Speiseröhre besteht aus Längs- und Ringmuskeln und stößt mit fortlaufenden peristaltischen Bewegungen den Speisebrei in den Magen. Sie liegt vor der Wirbelsäule und kann diese unter idealen Umständen von vorn stützen und auf diese Weise die Rückenmuskeln entlasten.

Die Speiseröhre aktivieren

Der Ursprung der Speiseröhre ist der Magen. Von hier aus reckt sie sich kobrahaft nach oben und endet in der Mundhöhle. Dabei hilft es, das hohe elastische Gaumendach zu spüren. Beim Gähnen spürt man den Gaumen gut, der sich nach oben hebt. Wir versuchen, diese Gaumenhöhe nach dem Gähnen beizubehalten und gleichzeitig die Verankerung der Speiseröhre im Magen wahrzunehmen.
Auf dem Bauch liegend, spüren wir die Atembewegung und das Verschieben der Organe im Bauchraum. Indem wir den Bauch ein wenig nach unten drücken, können wir eine Hebelwirkung in die Speiseröhre hinein aktivieren und die

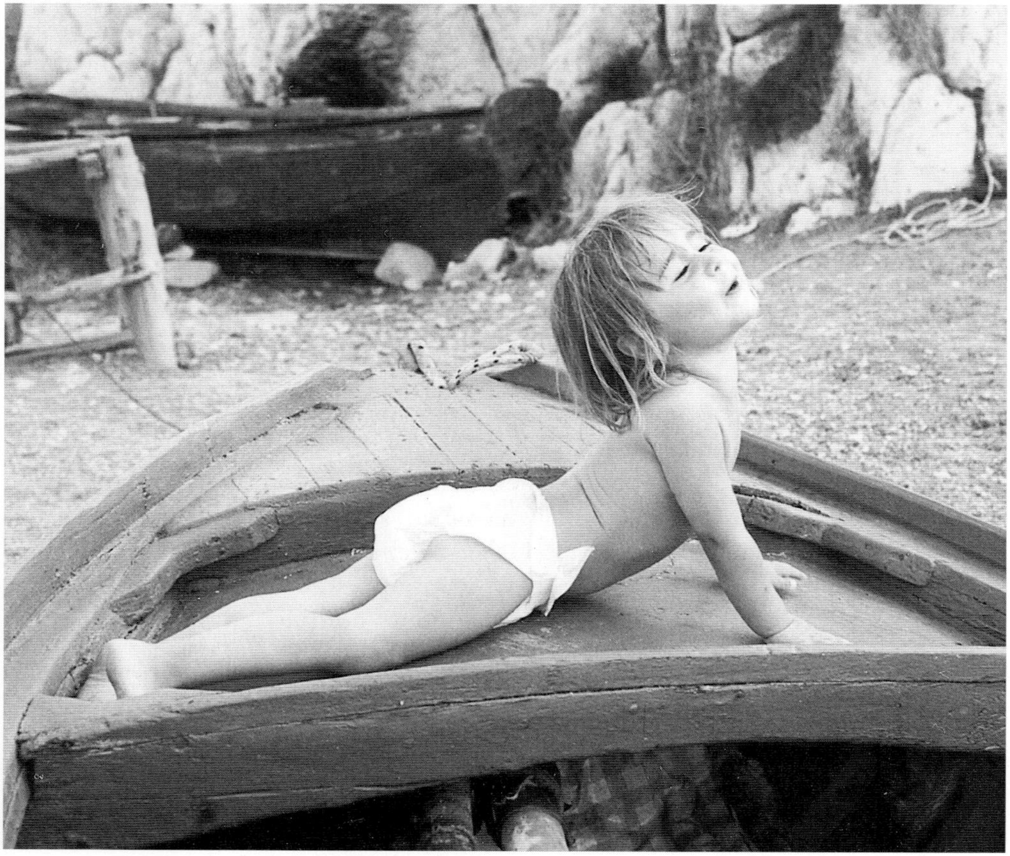

Wirbelsäule von unten her nach oben stoßen. Es hilft, wenn wir uns wie ein kleines Kind fühlen, das interessiert um sich schaut und sich aufrichtet.
Mit der Zeit können wir erleben, dass wir nicht nur mit barer Muskelkraft, sondern auch mit Weichheit den Kopf etwas anheben können.
Dieses Gefühl übertragen wir nun ins Sitzen und ins Stehen. Wir versuchen vom Magen und der Speiseröhre her Schaukelbewegungen des Kopfes auszuführen. Bei jedem Schlucken spüren wir die Kraft der weichen Achse. Der weiche Gaumen schwebt nach oben und die Nackenmuskeln schmelzen vom Hinterkopf wie warmes Bienenwachs nach unten.

Blase: »Schlussstein« der Organsäule

Die Organe ruhen aufeinander wie ein Turm aus wassergefüllten Ballonen.

Die Basis dieses Organturmes bildet die Blase. Die Blase ist ein starkes, aus drei Muskelschichten bestehendes Hohlorgan. Sie sorgt für die Zentrierung des Beckens und bildet den »Schlussstein« der Organsäule. Das Gewicht der Organe wird zum ruhenden Pol »Blase« geleitet.

Wir heben unsere Arme in die Höhe und stellen uns eine Verbindung zwischen Armen und Blase vor. Die Arme finden ihre Basis über die Organsäule im »Schlussstein« Blase. Die Blase schwebt nach oben und empfängt des Gewicht der Arme. Wir senken unsere Arme wieder nach unten und spüren den Spannungszustand der Schultern. Danach bewegen wir unsere Arme frei im Raum. Wir versuchen, diese Bewegungen von der Blase her auszulösen. Mangelnde Zentrierung und ein Absinken der Blase können übrigens mit Beckenbodenproblemen zusammenhängen.

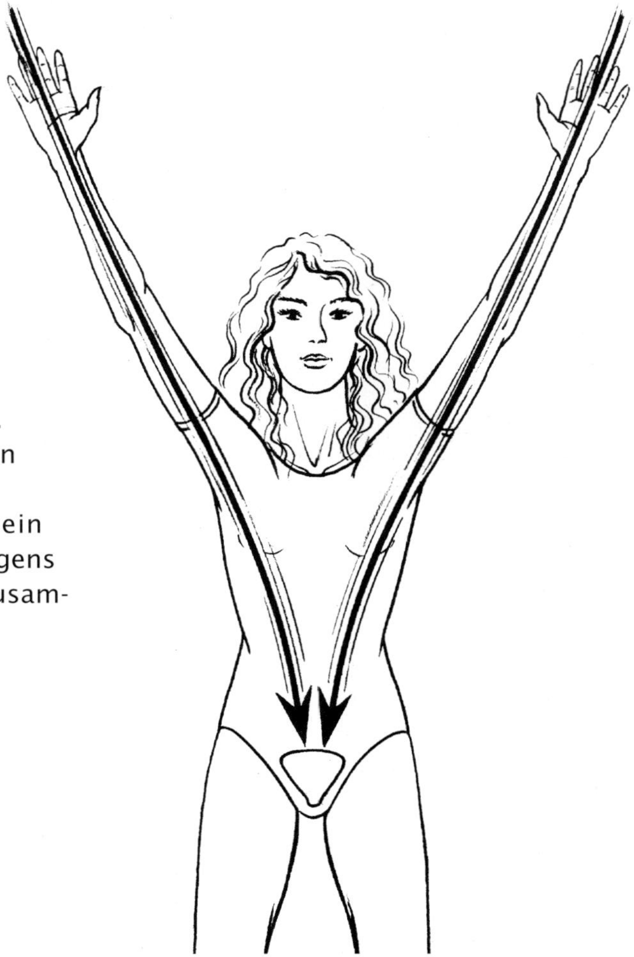

Das Lockerungsduett

Partner-Übungen sind sehr wertvoll, weil man intensiv mit Berührung arbeiten kann. Um immer darüber im Klaren zu sein, wer was tut, werde ich die Person, die berührt wird, A – und die Person, die berührt, B nennen.
Sanfte Berührung ersetzt tausend Worte und ist sehr entspannend. Das Wichtigste bei der Berührung ist Folgendes: Sowohl A als auch B profitieren von den Übungen. Es ist nicht nur die Person A, die sich dabei entspannen kann – B macht innerlich genauso mit, obwohl sie nicht berührt wird. Dies steigert die Wirkung der Übung sehr. Die primäre Wirkung einer Berührung entsteht immer durch den eigenen Zustand, in dem man sich befindet. Deshalb ist es wichtig, dass man sich wohl fühlt, entspannt atmet und bequem sitzt, wenn man berührt. Wenn das Berühren zu sehr anstrengt, sollte eine Pause eingelegt werden.
Die Person, welche berührt wird, sollte sich in jedem Fall bemerkbar machen, wenn die Berührung unangenehm wird. Keinesfalls sollte die Person A eine unangenehme Berührung von B akzeptieren, weil sie B – vielleicht mit der Aufforderung, die Berührung zu ändern – nicht kränken will. Also im Dialog bleiben: »Berühre dort noch etwas länger, stärker. Halt, dort tut's weh, nicht drücken! ... « Eines der wichtigsten Ergebnisse, die durch Berührung erzielt werden, ist, dass wir dadurch beweglicher und lockerer werden. Wie ist das möglich? Unser ganzer Körper ist im Gehirn abgebildet, es existiert dort sozusagen eine Landkarte des Körpers. Diese Landkarte kann klarer oder weniger deutlich abgebildet sein – durch Berührung gewinnt die Situation auf der Karte mehr Profil.
Eine vergleichbare Konstellation wäre das Navigieren mit einem Auto in einer uns unbekannten Stadt. Müssen wir an einen bestimmten Ort gelangen, ist dies nicht immer einfach: Einbahnstraßen und skurril erscheinende Verkehrsregelungen bringen uns oft zur Verzweiflung. Wir brauchen viel länger dorthin, als wenn wir genau wissen, wo's langgeht. Noch schlimmer wird es, wenn wir in einem uns ungewohnten Auto sitzen, das viel größer oder kleiner ist als das unsere. Es mangelt uns an Gefühl für die Ausmaße unseres Gefährts. Wegen all dieser Faktoren kommen wir langsamer voran, zweigen einige Male falsch ab – und verkrampfen uns.

Dieselbe Situation gilt für den Körper: Wenn wir uns nicht richtig spüren, unseren Körper nur minimal erleben, besitzen wir eine diffuse Landkarte in unserem Nervensystem. Die Bewegungsoptionen des Körpers sind eingeschränkt. Da wir das »Land« Schulterblatt gar nicht richtig wahrnehmen, merken wir auch nicht, wie es langsam nach oben rutscht, infolge der sich verspannenden Schultermuskeln. Wir spüren auch nicht, dass es sich nur noch minimal bewegen kann. Und auf der Landkarte wird das verloren geglaubte Land kaum vermerkt.
Bevor wir uns den Partnerübungen zuwenden, wollen wir uns zunächst jedoch verstärkt den Händen widmen, weil von ihnen bzw. dem berührenden Partner entscheidende Impulse ausgehen.

Die Handwurzelgelenke

Es gibt einen erstaunlichen Zusammenhang zwischen den Handwurzelgelenken und dem Zustand der Schultern und des oberen Rückens. (Ein vergleichbarer Zusammenhang besteht zwischen den Fußwurzelknochen und dem unterem Rücken und Hüftgelenk sowie den Fingern und dem Schulterblatt [siehe Seite 67 f.].) Diese Handwurzelknochen bilden untereinander viele Gelenke und sind dreidimensional verschiebbar. Die Knöchelchen funktionieren wie Stoßdämpfer und Ausrichter. Besteht eine – oft kaum bemerkbare – Verschiebung oder Verkrampfung dieser Knochen, verspannen sich die gleichseitige Schulter und der Rücken. Die Handwurzel besteht aus acht kleinen Knöchelchen mit klangvollen Namen, die in zwei Reihen gegliedert sind. In der dem Arm näheren (proximalen) Reihe befinden sich vom Daumen zum kleinen Finger verlaufend das Kahnbein, das Mondbein, das Dreiecksbein und – dem Dreiecksbein aufliegend – das Erbsenbein. Das Erbsenbein kann man auf der Innenseite des Handgelenks als kleinen Knollen unter der Haut gut spüren. Schwer vorzustellen ist, dass das Erbsenbein im Fuß dem knorrigen Teil der Ferse entspricht. In der dem Handteller nahen Handwurzelreihe (distal) befinden sich vom Daumen zum kleinen Finger hin gesehen das große Vieleckbein, das kleine Vieleckbein, das Kopfbein und das Hakenbein.

Die Handwurzelgelenke lösen

Wir versuchen nun, einen Knochen nach dem anderen zu spüren. Die nebenstehende Zeichnung hilft, sich die Anordnung dieser kleinen Knöchelchen einzuprägen. Sobald wir sie gefunden haben, beginnen wir, sie zu massieren.
Tastet man vom Erbsenbein diagonal in Richtung Handmitte, kann man das Hakenbein gut als dicken Knollen unter der Haut spüren. Neben dem Hakenbein, zur Handmitte hin, befindet sich das Kopfbein. Legt man einen Finger auf die Rückseite des Handgelenks, spüren wir eine kleine Mulde am Ende der Mittelhandknochen. Hier drin liegt das Kopfbein. Beugen wir die Hand, bäumt sich das Kopfbein in Richtung unseres Fingers auf, so dass diese Mulde verschwindet. Bewegen wir unseren Tastfinger noch ein wenig weiter in Richtung Daumenseite und wiederholen wir das Beugen der Hand, wird das große Vieleckbein auf der Rückseite ebenfalls spürbar. Dahinter, in Richtung Unterarm, befindet sich das Kahnbein. Das Mondbein bildet die zentrale Basis der Handwurzelknochen und das Dreiecksbein liegt gleich daneben unter dem kleinfingerseitigen Erbsenbein.
Nach unserer Tast-Tour vergleichen wir den Zustand unserer beiden Schultern und wiederholen dann das Experiment mit den Handwurzelknochen der anderen Hand.

Die Mittelhandknochen differenzieren

Sehr zu empfehlen sind auch regelmäßiges Ertasten und Bewegen der Mittelhandknochen. Diese Übung ist doppelt wirksam, wenn wir dabei ein wenig Oliven- oder Sesamöl verwenden.
Die eben erspürten Handwurzelknochen bilden die Basis für die Mittelhand, die von dort ausstrahlt. Wir beginnen jeweils bei den Handwurzelknochen und tasten uns über die Mittelhandknochen bis zu den Fingerspitzen vor. Dabei versuchen wir jeden Mittelhandknochen ein klein wenig zu bewegen, indem wir ihn nach unten und nach oben drücken. Wir erkunden die Vertiefungen zwischen den Mittelhandknochen. Dieser Raum ist mit Muskeln gefüllt. Vesuchen wir, hier drinnen Bewegung und Fluss zu schaffen. Wir achten darauf, dass wir uns bei dieser »Hand-Safari« nicht zu sehr anstrengen und wir die Atmung nicht

blockieren: Mit spielerischem Ernst die Sache angehen! Es kann sein, dass wir an einigen Stellen Schmerzen spüren – also Vorsicht! Die oben genannten Übungen eignen sich sehr für Menschen, die viel am Computer sitzen oder anderweitig strapazierte Handgelenke haben.

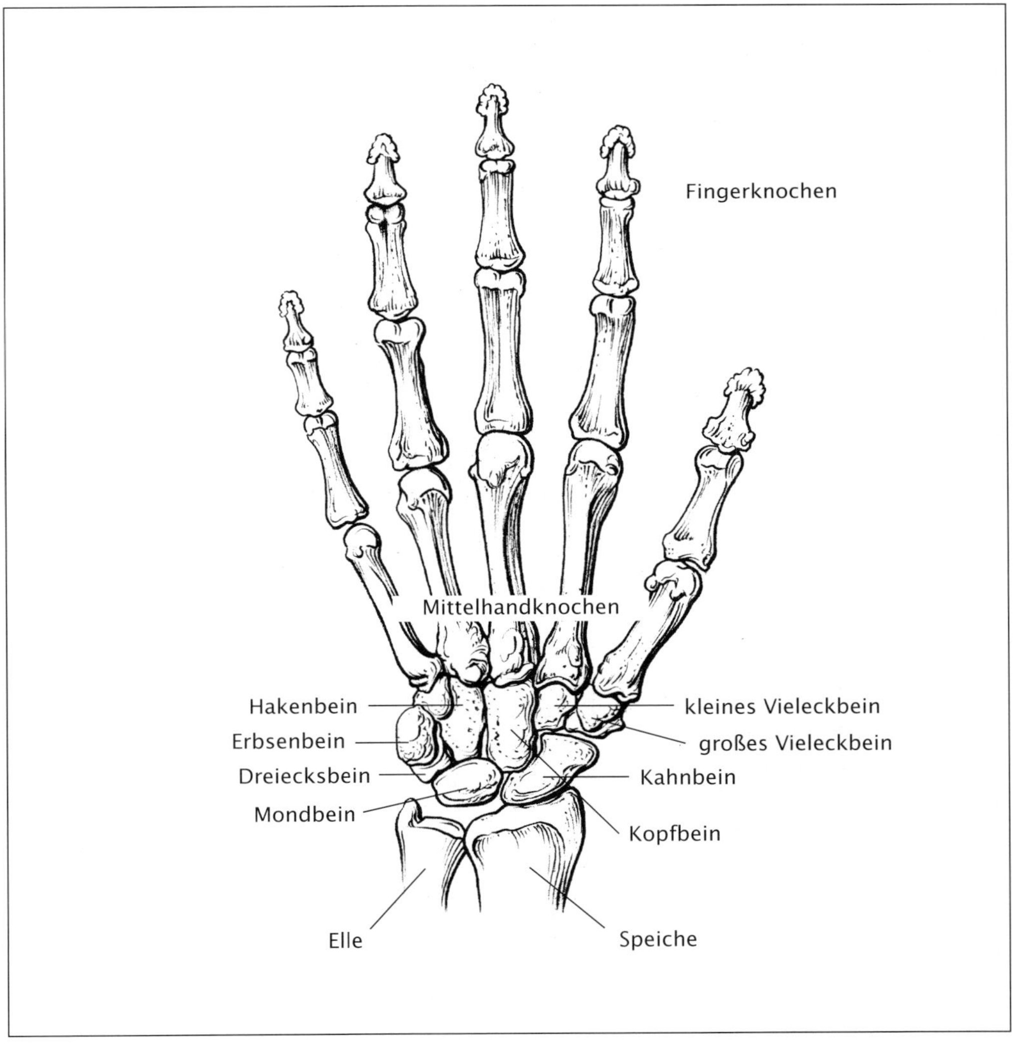

Das Auf- und Abrollen der Dornfortsätze

Die Ausrichtung und der Spannungszustand der Dornfortsätze sind von unschätzbarer Bedeutung für unsere Körperhaltung und für die Entspannung des Rückens und der Schultern. Die Wirbelsäule besteht aus 32 Wirbelkörpern. Davon sind 24 selbständige Wirbel. Ein Wirbel besteht aus einem Körper, einem Bogen, zwei Querfortsätzen und einem Dornfortsatz. Der einzige ertastbare Teil eines Wirbels liegt gleich unter der Haut und ist der Dornfortsatz. Weil wir unsere Dornfortsätze nicht sehen können (außer im Spiegel), sind sie uns zu wenig bewusst. An diesen Fortsätzen entspringen viele Muskeln und Bänder. Indem wir die Fortsätze untereinander ausrichten, werden diese Strukturen entlastet und die Haltung verbessert. Das Entspannen der Dornfortsätze richtet die Wirbelsäule auf und sorgt dafür, dass der Schwerpunkt des Schultergürtels nach unten sinkt. Dies entspannt die Muskulatur des Nackens und der Schultern.
Wenn unsere Oberkörperhaltung leicht vornübergebeugt ist, sind die Dornfortsätze des oberen Rückens und die daran befestigten Muskeln permanent starkem Zug ausgesetzt. Sie verspannen sich und blockieren so die angrenzenden Facettengelenke zwischen den Wirbeln. Auch unser Rückenmark wird dadurch einem größeren Druck ausgesetzt, was zu Kopfweh und Energielosigkeit führen kann. Die folgende Übung wird mit einem Partner ausgeführt, wobei zur besseren Orientierung in der Anleitung die berührte Person A, und die, die berührt, B genannt wird.

Dornfortsätze abrollen

Person A sitzt mit dem Rücken zu B auf einem Hocker und B tastet die Dornfortsätze einzeln ab. Begonnen wird dabei unten beim Becken. Der unterste Dornfortsatz liegt etwas tiefer als der Beckenkamm. Manchmal ist es schwierig, die Dornfortsätze zu spüren, vor allem, wenn die Rückenmuskulatur sehr verspannt ist. Die Berührung sollte daher sanft, aber doch klar und eindeutig sein.
Langsam tastet B entlang der Wirbelsäule nach oben. B merkt vielleicht, dass gewisse Dornfortsätze seitlich verschoben sind oder tiefer liegen als andere. Besonders bei der Halswirbelsäule sollte man sehr vorsichtig sein. B versucht,

dem Partner A bewusst zu machen, wie ihre/seine Dornfortsätze zueinander stehen – und sie/er stellt sich vor, wie sich diese untereinander ausrichten und wie sie nach unten wegschmelzen.

Nachdem alle Dornfortsätze abgetastet wurden, rollt A, beim Kopf beginnend, langsam die einzelnen Wirbel nach vorn ab. Das sollte vorsichtig, locker atmend und mit Konzentration auf die Dornfortsätze geschehen. Beim Abrollen fächern sich die Dornfortsätze auf, so dass mehr Raum zwischen ihnen entsteht.
Die Sitzhöcker bleiben fest im Stuhl verankert. B hilft dabei, die Dornfortsätze wahrzunehmen, indem er/sie, bei der Halswirbelsäule beginnend, jeden Dornfortsatz berührt.
Während Partner A das Steißbein und die Sitzhöcker nach unten drückt, fängt er an, die Wirbelsäule wieder aufzurollen. B beginnt jetzt mit seiner Berührung oberhalb des Kreuzbeines und tastet sich langsam, dem Aufrolltempo von A angepasst, über die Dornfortsätze hoch.
Das Wichtigste an dieser Übung ist, die Bewegung der Dornfortsätze zu spüren. Anschließend spürt A der Aufrichtung der Wirbelsäule und der Situation in den Schultern nach. Liegen diese etwas tiefer, sind sie entspannter?

So sollte es immer sein

Nach einer entspannenden Übung kommt leicht der Wunsch auf, dass es doch immer so sein möge. Darin steckt nicht nur die Erkenntnis, dass Entspannung uns mit enormen Energiepotentialen in Kontakt bringt, sondern auch die Ahnung bzw. das Wissen darum, dass uns dieser Zustand im hektischen Alltag nur allzu leicht wieder verloren geht. Denn wir meinen oft, alles »im Griff« haben zu müssen, und trauen dem (noch ungewohnten) Loslassen nicht so recht.
In den folgenden Übungen können wir verstärkt damit experimentieren, was es heißt, abzugeben und loszulassen, und wie es unser Erleben und unseren Körper verändert.

Die getragenen Schultern (nach André Bernard)

Eine ideale Übung für Genießer, welche das Erlebnis des »Gehens mit entspannten Schultern« fördert.
Wir legen unsere Hände in die Achselhöhlen unserer Partnerin/unseres Partners und drücken deren/dessen Schultern hoch. Der/die andere sollte seine/ihre Schultern während der gesamten Übung auf die Hände des Partners/der Partnerin fallen lassen – also auf keinen Fall mithelfen, die Schultern anzuheben, auch wenn das Gewicht der Schultern und Arme beträchtlich ist! Auf diese Weise gehen beide langsam ein bis zwei Minuten im Raum umher. Nun lässt der/die SchulterträgerIn mit der »Liftingarbeit« ganz langsam nach.
Das Umhergehen und das langsame Loslassen sind sehr wichtig, um das Erlebnis der gelösten Schultern richtig aufnehmen zu können. Das Experiment sollte gleich noch einmal wiederholt werden, bevor ein PartnerInnen-Wechsel stattfindet. Je nach Schwere der Schultern kann die Übung ein wenig anstrengend für die berührende Person sein. Sie sollte deshalb nur so lange wie angegeben ausgeführt werden.

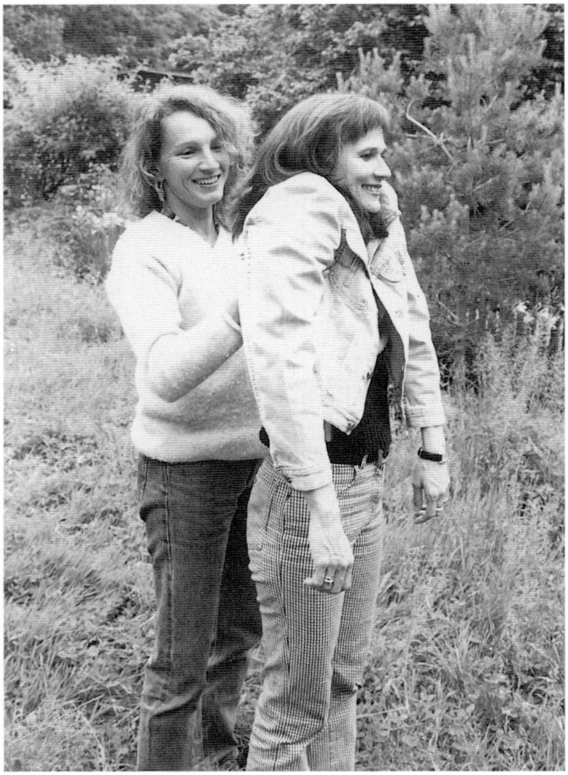

»Nieren-Lifting«

Man beginnt diese Übung damit, seine Hände mit Energie aufzuladen, indem man sie aneinander reibt und in den Zwischenraum hineinatmet. Nun stellen wir uns hinter unsere/n sitzende/n PartnerIn und legen unsere Hände gleichzeitig auf seine/ihre beiden Nieren. Wir stellen uns vor, dass wir Energie in die Nieren hineinschicken und sie tragen und stützen. Das Gefühl sollte schwebend sein, eben ein Nieren-Lifting.

Armspiel

Bei folgendem Experiment geht es um das Loslassen der Kontrolle und des »Immer-selber-Tuns«. Unser/e PartnerIn lässt den Arm schlaff an der Seite des Körpers hängen. Wir halten seinen/ihren Unterarm und bewegen ihn in verschiedene Richtungen – mal langsam, mal schnell. Vielleicht spüren wir, wie unser Partner mithelfen will. Wir erinnern ihn daran, dass der Arm und die Schulter ganz locker bleiben sollen – wie bei einem Hampelmann. Dann lassen wir den Arm unmittelbar los und prüfen, ob der Partner den Arm festhält oder locker fallen lässt. Wir üben dies links und rechts und beobachten den Unterschied in der Lockerheit beider Arme.
Dasselbe Experiment lässt sich auch mit beiden Armen gleichzeitig ausführen. Die beiden Mitwirkenden haben dabei je einen aktiven und einen entspannten Arm. Wir bewegen mit unserem rechten aktiven Arm den linken, entspannten Arm unseres Partners. Dieser hingegen bewegt mit seinem rechten Arm unseren entspannten linken. Wir können den Arm des Gegenübers loslassen, um zu testen, ob er entspannt nach unten fällt. Diese Variation des Experiments ist um einiges schwieriger, weil die eine Seite locker bleiben sollte, während die andere aktiv ist. Jeder Arm soll die Gelegenheit haben, einmal aktiv und einmal entspannt zu sein. Meistens stellt man große Unterschiede zwischen den beiden Seiten fest.

Bewegtes Abklopfen

Bei dieser Übung geht es darum, die gesamte Körperoberfläche zu sensibilisieren, die Atmung zu vertiefen und die Beweglichkeit zu verbessern. Unser/e PartnerIn geht in eine beliebige Körperstellung. Wir wählen einen Körperbereich aus – etwa drei bis vier Handflächen breit –, den wir mit lockeren Handgelenken abklopfen. Wir tun dies etwa eine Minuten lang und lassen

dann dem Partner etwas Zeit, um der Wirkung des Klopfens nachzuspüren. Meist werden eine Verbesserung des Raumgefühls, eine tiefere Atmung und mehr Elastizität im Gewebe festgestellt.
Nun wechselt unser Partner die Stellung und wir klopfen eine andere Region des Körpers ab. Bei dieser Übung geschieht es oft, dass die »Beklopften« mit zunehmender Entspannung immer mehr zum Boden hin tendieren – was natürlich sehr angenehm ist, sofern eine weiche Matte erwartungsvoll bereitliegt. Ich empfehle aber, auch einige Stellungen im Stehen oder auf allen vieren einzunehmen. Der Klopfer versucht natürlich die Stellen, die er abklopft, zu variieren.
Der Rücken und die Schultern sind immer populär, aber ich empfehle auch, Kopf, Beine und Füße abzutätscheln. Der Klopfer kann dabei mit den Handflächen, den Fingerkuppen oder mit lockeren Fäusten klopfen. Man bleibt mit dem/der PartnerIn im Dialog, um immer die angenehmste Klopfstärke zu finden.

Entspannt am Tisch – locker auf dem Hocker

Immer wieder begegne ich Menschen, die keinen Bürojob haben wollen – weil sie dabei zu viel sitzen müssen. Sie lieben einen körperlich aktiven Beruf, und schon ein halber Tag vor dem Bildschirm kann dazu führen, dass die Stimmung unter das erträgliche Niveau sinkt. Ein wichtiger Grund für das Absinken der Glückshormone ist der Mangel an Bewegung. Die Sauerstoffzufuhr ist nur noch für das Bewegen der Fingerspitzen ausreichend, während die übrigen Muskeln den Sinn und Zweck ihrer Existenz hinterfragen. Im folgenden Teil machen wir uns deshalb mit Übungen vertraut, die den Stuhl und den Tisch als Entspannungs- und Fitnessgerät einsetzen. Und wir erfahren auch, wie man nach der Arbeit effizienter die Einkaufstaschen trägt. Der Büromensch gewinnt auf diese Weise an Ausdauer, der Büroallergiker hingegen kann sich lockerungs- und launemäßig über Wasser halten.

Hand auf Tisch

In der nächsten Übung werden wir die Mitte des Körpers (Wirbelsäule, Brustkorb) bewegen, während die Peripherie (Hand, Arm) stabilisierend wirkt. Dies hat eine entlastende Wirkung auf den Bewegungsapparat. In der frühkindlichen Entwicklung wird häufig aus der Körpermitte heraus bewegt, während die Peripherie stabilisiert. Als Erwachsene mangelt es uns an dieser Art der Bewegungsauslösung, meist stabilisiert die Körpermitte (Wirbelsäule, Becken, Beine), während die Körperperipherie (Schultergürtel, Arme) sich bewegt.
Diese Übung erfrischt das Nervensystem und lockert zugleich den Schultergürtel.

Zeppelin zappeln

Wir beginnen mit dem rechten Arm und bewegen ihn ein wenig, um festzustellen, wie sich im Augenblick unsere Schulter anfühlt. Dies wäre eine Bewegung, bei der die Körpermitte eher ruhig, stabil ist und die Peripherie sich bewegt. Nun machen wir das Umgekehrte: Wir legen eine Hand auf einen stabilen Stuhl oder einen niederen Tisch und bewegen unseren Körper um diese Hand herum. Sie bleibt also am Ort, während sich der Rumpf bewegt. Wir können uns dabei die Lunge als Luftschiff vorstellen – der Arm dient als Ankerseil, die Hand ist der Anker. Da ein leichter Wind weht, fährt der Zeppelin um seine Ankerschnur herum. Wir bewegen unseren Rumpf zur Hand hin und wieder weg oder wir drehen unseren Körper um das Ankerseil.
Wir dürfen dabei sehr frei sein in unseren Einfällen, spielerisch, aber ohne Schmerz erzeugende Verrenkungen. Nach einigen Minuten vergleichen wir die Beweglichkeit der linken mit der der rechten Schulter, indem wir die erhobenen Arme im Raum bewegen. Anschließend wiederholen wir die Übung mit dem anderen Arm.

Die gute Distanz zwischen Hand und Schultergürtel

Wir legen beide Hände auf einen stabilen Stuhl, auf den Rand eines Tisches oder einen großen Stein, was gerade zu finden ist. Wir verkürzen den Abstand zwischen Tisch und Schultern, indem wir den Rumpf in Richtung Stuhl schieben. Der Abstand zwischen Händen und Schultergürtel ist nun geschrumpft. In dieser Schulterhaltung richten wir uns ganz auf. Wir merken, wie die Schultern hochgezogen sind.
Nun machen wir das Umgekehrte: Wir legen mit ausgestreckten Armen die Hände auf den Tisch, so dass die Distanz zwischen Händen und Schultern möglichst groß wird. In dieser Schulterhaltung richten wir uns auf und spüren, wie nun die Schultern tiefer liegen und entspannter sind. Also: Im Alltag immer wieder mal die Hände auf einen Tisch, einen Stuhl oder an eine Wand legen, um dann die Distanz zwischen Händen und Schultern zu vergrößern.

Aktiver Beckenboden – entspannte Schultern

Im folgenden Experiment werden wir feststellen, dass ein aktiver Beckenboden hilft, die Schultern zu entspannen. Indem wir unter dem Po (unter dem Sitzhöcker) einen weichen Ball (siehe Anhang, Seite 151) oder ein gerolltes Handtuch platzieren, wird der Beckenboden in Aktion gebracht und seine Grundspannung (Tonus) erhöht sich. In den oberen Stockwerken (Rücken, Schultern, Nacken, Kopf) findet dadurch eine Entlastung statt – eine Tonussenkung. Die Schulter wird sich sagen: »Wenn das Fundament gestärkt ist, darf ich mich getrost entspannen.«

Der Ball unter dem Sitzhöcker

Wir sitzen auf einem Stuhl und legen einen Ball unter den rechten Sitzhöcker. Er sollte nicht zu hart sein, damit der Sitzhöcker ein wenig in den Ball hineinsinken kann. Um nun das Becken waagerecht zu halten, muss der Sitzhöcker ohne Ball auf der linken Seite wenige Zentimeter über der Stuhlebene schweben. Dies bedeutet Arbeit für den Beckenboden. Wir versuchen zunächst, unseren rechten Sitzhöcker im weichen Ball herumzubewegen. Dann bewegen wir den freien Sitzhöcker, indem wir ihn uns als dicken Malstift vorstellen, mit welchem wir imaginäre Kreise und Schlaufen ziehen – oder gar unseren Namen in die Luft zeichnen. Wir versuchen bei all diesen Übungen, möglichst entspannt zu atmen.

Wir senken den freien Sitzhöcker auf den Stuhl zurück – jetzt ist das Becken schief. Wir heben ihn erneut von der Stuhlfläche ab. Wir versuchen nun, beide Sitzhöcker voneinander zu entfernen, und rücken sie dann wieder enger zusammen. Wir spüren, wie der Beckenboden sich weitet und wieder verengt. Nun entfernen wir den Ball und vergleichen unsere beiden Schultern. Wir merken, dass die Schulter auf der Ballseite tiefer hängt. Vielleicht stellen wir sogar fest, dass der Kiefer und die ganze Gesichtshälfte entspannter sind.

Wir wiederholen die Übung auf der anderen Seite. Wenn wir damit fertig sind, nehmen wir zwei Bälle und legen sie gleichzeitig unter die Sitzhöcker. Jetzt »rumoren« wir nach Lust und Laune auf diesen beiden Bällen herum – wie ein unruhiges Schulkind. Nach einigen Minuten entfernen wir die Bälle. Beide Schultern sind entspannt, das aufrechte Sitzen fällt uns leicht.

Raum in den Achselhöhlen

Eine Achselhöhle sieht aus wie eine Pyramide, deren Spitze zum Schultergelenk hin zeigt. Vorn ist sie durch den großen Brustmuskel, hinten durch den breiten Rückenmuskel begrenzt, innen durch den vorderen Sägemuskel und nach außen durch den Armmuskel. Eine ideale Stelle also, um gleich mehre Muskeln auf einmal ins Entspannungsland zu schicken.

Tiefe Achselhöhlen

Wir stellen uns vor, dass die Achselhöhlen tief und weich werden. Die »Pyramidenspitze« liegt gleich unter dem Kopf des Oberarmknochens. Wir spüren die Schwere des Gelenkkopfes und lassen ihn nach unten sinken. Die Gelenkkapsel ist an dieser Stelle tatsächlich sehr schlaff und hängt wie ein welkes Blatt nach unten.

Bälle in der Achselhöhle

Diese Übung eignet sich im Alltag vor allem für Situationen, in denen wir ausnahmsweise keine Pause für eine Entspannungsaufgabe einlegen können. Wir nehmen zwei weiche Bälle (siehe Anhang, Seite 151) und legen sie in unsere Achselhöhlen. Wer keinen Ball hat, sollte ein kleines Tuch zusammenrollen und in den Achselhöhlen platzieren. Nun fahren wir mit unserer Arbeit fort, sei es am Computer oder im Haushalt. Wir müssen eventuell unsere Oberarme ein wenig gegen die Bälle drücken, damit sie nicht herausfallen. So arbeiten wir etwa fünf Minuten lang, dann lassen wir die Bälle aus den Achselhöhlen fallen und staunen über unsere entspannten Schultern. Diese Übung basiert auf dem Prinzip der reziproken Dehnung.

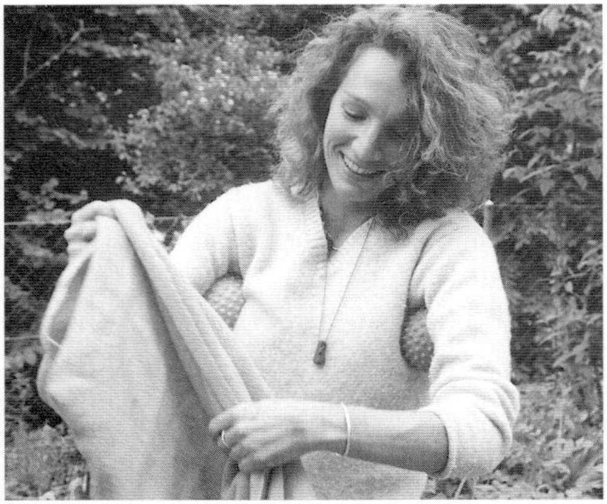

Raum in der Schulter

Hilfreiche Verbündete auf dem Weg, Verspannungen in der Schulter zu lösen, sind jederzeit und überall unsere Hände. Wir müssen ihnen nur erlauben, anders als gewohnt zuzugreifen – tatkräftig unterstützt durch die Vorstellungskraft. Denn viele Utensilien für unsere Entspannungsübungen liegen als Vorstellungsbilder in unserem Kopf. Manche aber liegen direkt und greifbar vor uns auf dem Tisch. Jeder Tisch, auf dem mindestens eine Flasche steht, kann beispielsweise einem Schulterlockerungs-Szenario dienen. Voraussetzung dafür ist, dass die Flasche ausgetrunken ist, damit man sie auf die Seite legen kann ... Eine ausgezeichnete Alternative zur Flasche ist eine Rolle Küchenpapier, die außerdem auch ein wenig weicher ist. Die Übung kann vor dem Mittagessen oder zwischendurch für Entspannung sorgen, was der Verdauung sehr förderlich ist. Wer weder Flasche noch Papierrolle zur Hand hat, kann es mit einem Nudelholz, einem Ball (siehe Foto) oder gar einer Rolle Toilettenpapier versuchen.

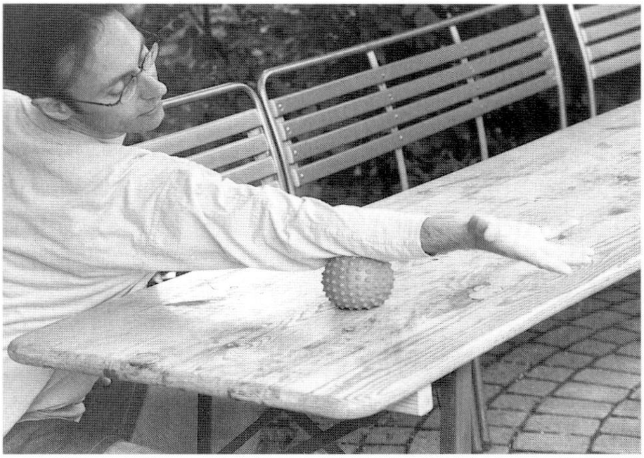

Das Flaschenrollen

Wir legen einen Vorderarm auf die quer hingelegte Flasche oder auf den Ball und sorgen dafür, dass wir keine Objekte auf dem Tisch umstoßen können. Wir rollen Flasche oder Ball nach vorne und wieder zurück. Dazu müssen wir natürlich unsere Schulter, inklusive Schulterblatt und Schlüsselbein, mitbewegen. Ich schlage vor, beim Wegrollen vom Körper einzuatmen, beim Zurückrollen auszuatmen. Wir drehen nun den Arm etwas aus und rollen wieder vor und zurück. Wir drehen den Arm auch ein und rollen so vor und zurück.

Einmal strecken wir beim Rollen die Finger, ein andermal ballen wir die Hand zur Faust. Je nach Begeisterungsgrad kann fast bis zur Achselhöhle hinauf gerollt werden. Dies erfordert aber schon eine gewisse Beweglichkeit. Wichtig dabei ist, die Atmung frei fließen zu lassen. Herzhaftes Gähnen ist bei dieser Übung sehr willkommen.
Bevor wir sie mit dem anderen Arm ausführen, sollten wir dem Resultat in der Schulter nachspüren und die beiden Seiten miteinander vergleichen.

Der Kätzchen-Nacken

Wir platzieren unsere linke Hand auf der rechten Schulter, indem wir die gewölbte Handfläche auf den Trapezmuskel legen. Die Wärme unserer Hand hilft mit, den Muskel zu entspannen. Nun greifen wir den Muskel etwas fester – und zwar so, als würden wir ihn im Slow-Motion-Tempo ein einziges Mal kneten. Wir halten den Muskel einen Augenblick auf diese Weise fest. Diese Situation erinnert an kleine Kätzchen, die man am Nacken tragen kann – wie jede Katzenmutter weiß. Das Gewebe ist dafür wie gebaut, sehr elastisch und kräftig. Wir stellen uns vor, dass das Gewebe unserer Schulter auch so beweglich ist wie das eines jungen Kätzchen-Nackens. Wir lassen nun diese Stelle ganz langsam los. Es sollte dabei ein Gefühl des Gleitens und Ausbreitens entstehen.

Aufstehen und sich setzen

Unsere Schultern können nur so entspannt sein, wie dies unsere gesamte Körperhaltung zulässt. Körpergerechtes Aufstehen und Sichsetzen gehören zu den besten Möglichkeiten, die Körperhaltung zu verbessern, weil wir dabei intensiv das Verlagern unseres Körpergewichts üben. Kinder, die sich bewegungsmäßig genug entfalten können, haben auch beim Schreiben und Zeichnen eine gute Haltung. Die Wirbelsäule ist aufgerichtet und der Kopf neigt sich vor, ohne den Nacken zu belasten. Die Schultern hängen entspannt auf der Seite. Wird der Schulunterricht nicht regelmäßig durch Bewegungspausen aufgelockert, so beginnen mit der Zeit auch die Kinder eine schlechte Haltung einzunehmen. Bewegungsmangel macht müde.

Im aufrechten Sitzen ruht das Gewicht des Oberkörpers auf den Sitzhöckern, im Stehen auf den runden Köpfen der beiden Oberschenkelknochen. Um aufzustehen, müssen wir also unser Gewicht von den Sitzhöckern auf die Oberschenkelköpfe übertragen – keine einfache Aufgabe, da die Sitzhöcker weiter unten im Becken liegen als die Hüftgelenke. Durch fachgerechtes Üben von Aufstehen und Sichsetzen wird die Beckenmuskulatur jedoch so trainiert, dass die Kraftübertragung von den Beinen auf das Becken besser koordiniert wird. Dadurch entsteht ein idealeres Fundament für die Wirbelsäule, die sich dadurch aufrichtet und verlängert. Dies wiederum entspannt Schultern und Nacken.

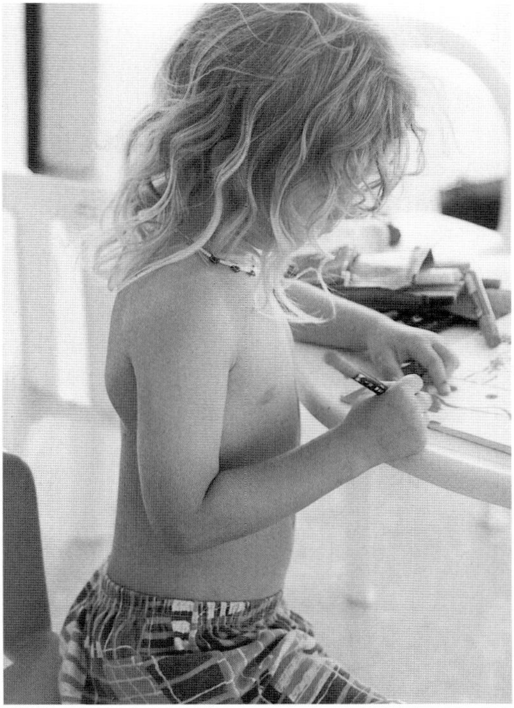

Die Sitzhöcker schaukeln

Für diese Übung wählen wir einen Holzstuhl aus. Ist seine Sitzfläche flach und hart, lässt er uns unsere Sitzhöcker gut spüren und animiert uns zu aktivem Sitzen. Ist ein Stuhl hingegen zu bequem, neigen wir dazu, darin zu erschlaffen.

Wir beginnen damit, auf unseren Sitzhöckern vor- und rückwärts zu schaukeln. Währenddessen legen wir die Finger der rechten Hand auf das rechte Kreuzbein-Darmbein-Gelenk (Iliosacral-Gelenk) und stellen uns vor, dass wir Energie in dieses Gelenk hineinleiten. Es ist wegen des angrenzenden knöchernen Höckers – des hinteren, oberen Darmbeinstachels hinten am Becken – gut zu spüren. Nach etwa einer Minute machen wir eine Schaukelpause und prüfen, ob sich die Schulter auf dieser Seite entspannt hat. Wir beginnen wieder mit Schaukeln und legen nun die linken Finger auf das linke Kreuzbein-Darmbein-Gelenk und stellen uns wieder vor, dass wir dort Energie hineinschicken.

Die Sitzhöcker schmelzen

Wir vergegenwärtigen uns das Gewicht des linken Sitzhöckers. Wir visualisieren dessen Ausrichtung leicht diagonal nach außen – hinten ist er viel dicker als vorn. Nun verlagern wir unser Gewicht auf den rechten Sitzhöcker, so dass der linke ein wenig von der Stuhlfläche abgehoben wird. Wir stellen uns nun vor, dass dieser Sitzhöcker nach unten schmilzt wie Bienenwachs. Je mehr dies gelingt, desto mehr folgt die Schulter derselben Seite diesem Vorbild.
Wir wechseln auf die andere Seite und lassen unseren rechten Sitzhöcker hängen – wie das schwere Gewicht einer Kuckucksuhr. Wir verlagern unser Gewicht einige Male vom linken zum rechten Sitzhöcker und spüren jeweils, wie der freie Sitzhöcker nach unten hängt.

Die Hüfte falten

Jetzt stellen wir uns einen imaginären Faden vor, der am linken Knie befestigt ist. Genau in dem Augenblick, in dem wir unser Gewicht auf den rechten Sitzhöcker verlagern, heben wir das linke Knie in die Luft, wobei die ganze Hebearbeit von diesem elastischen Faden geleistet wird. Dabei entsteht eine tiefe Faltung im Hüftgelenk. Wir können uns vorstellen, dass diese Faltung so tief ist wie bei einer Stoffpuppe, deren Gelenke nur aus Stofffaltungen bestehen. Gleichzeitig stellen wir uns auf derselben Seite eine geräumige und weiche Achselhöhle vor. Wir wiederholen dieselbe Bewegung auf der anderen Seite. Wir heben das rechte Knie in dem Augenblick, in dem wir das Gewicht auf den linken Sitzhöcker verlagern.
Zum Entspannen falten wir unseren Körper nach vorne, so dass unser Kopf nach unten hängt und unser Oberkörper auf den Beinen liegt. Wieder stellen wir uns vor, wie faltbar wir in den Hüftgelenken sind.
Wir bleiben ein bis zwei Minuten in dieser Stellung, bevor wir langsam hochkommen. Wir spüren das Gewicht der Fußsohlen auf dem Boden und drücken die Sitzhöcker auf die Stuhlfläche. Diese Startimpulse genügen, um uns im Becken und Wirbel für Wirbel langsam aufzurichten. Unsere Dornfortsätze hängen gelassen nach unten und unser Steißbein verlängert sich dabei im Gegenzug durch den Stuhl hindurch bis zum Boden.

Vom Sitzen zum Aufstehen

Wir wandern auf unseren Sitzhöckern zum vorderen Stuhlrand und bereiten uns auf das Aufstehen vor, indem wir unsere Hüftgelenke berühren, die sich ganz tief in der Mitte der Leisten befinden. Wir visualisieren die beiden Kugeln des Hüftgelenks, auf die wir nun gleich unser Gewicht verlagern werden. Der Trick wird sein, möglichst wenig Energie zu verschwenden und auf die im Körper eingebauten Reflexe zu bauen, statt uns mit An- und Verspannung hochzuhieven. Wir werden unser Körpergewicht – mit einem Gefühl des Fallenlassens – auf die Beine nach vorn verlagern. Gelingt uns dies, werden die Beine zunächst etwas nachgeben und die Spindelreflexe werden die Kraft effizient anpassen und unser Körpergewicht automatisch nach oben heben. Dies mag am Anfang etwas ungewohnt sein, aber es lohnt sich, dies auszuprobieren.

Also, auf los geht's los: Arme und Schultern sind möglichst entspannt – wir versuchen das Aufstehen mit Hilfe der Beine und des Beckens zu bewerkstelligen und nicht durch Oberkörperanspannung. Wir lassen unser Gewicht auf die Oberschenkelköpfe fallen und spüren den Aufrichtreflex in den Beinen, der uns wirksam ins Stehen bringt.

Beim Sichsetzen lassen wir die Arme entspannt hängen und benützen die Sitzhöcker als kleine Landebeinchen, welche die Stuhlfläche ausfindig machen. Wir stehen nun einige Male auf und setzen uns wieder hin und versuchen dabei, das Gewicht immer effizienter auf die Beine zu verlagern. Gleichzeitig lassen wir unsere Arme hängen wie Pendel, die zum Erdmittelpunkt zeigen.

Nach mehrmaligem Üben stellen wir fest, wie einfach es sein kann, auf dem Stuhl zu sitzen und dabei die Arme ganz entspannt hängen zu lassen.

Zum Schluss stehen wir mit folgender Vorstellung auf: Ein Faden ist in der Mitte des Beckens vorn am Schambein befestigt. Nun lassen wir uns von diesem – diagonal nach oben ziehenden Faden – zum Stehen bringen. Dabei lassen wir die Arme hängen und atmen sogar durch unsere Achselhöhlen aus.

Einkaufstaschen zur Haltungsschulung

In den folgenden Übungen lernen wir, wie wir die Schultern und den Nacken beim Einkaufen entlasten. Der Schlüssel dazu ist, die richtigen Bereiche des Körpers zu aktivieren: Becken, Wirbelsäulenachse, Beine und Füße.

Das Gewicht dem Boden schenken

Wenn wir etwas anheben, so ist es wichtig, dass wir dieses Gewicht nicht mit Hilfe von Anspannen der Schulter- oder Nackenmuskeln tragen. In dem Moment, in dem wir beispielsweise eine Einkaufstasche anheben, stellen wir uns vor, dass das Gewicht blitzschnell durch unseren Körper in die Füße geleitet wird. Wir stellen uns vor, dass das Gewicht von den Füßen getragen wird. Indem wir die Füße etwas nach unten drücken, während wir die Tasche nach oben heben, können wir dieser Idee mehr Nachdruck verleihen.

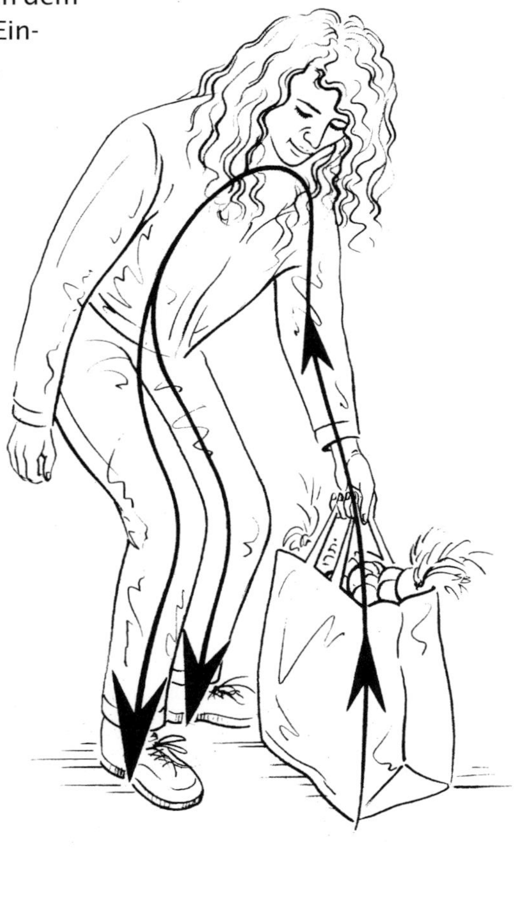

Die Arme hängen von der Körperachse

Idealerweise tragen wir schwere Taschen gleichmäßig verteilt in beiden Händen, um keine unnötigen Verschiebungen der Wirbelsäule zu erzeugen. Eine gut ausgerichtete

Wirbelsäule kann sehr viel Gewicht tragen, eine krumme Haltung hingegen ist Gift für unsere Wirbel und für die Bandscheiben.
Dies gilt umso mehr, je schwerer die Last ist. Wir können unsere Einkaufswaren nicht auf dem Kopf balancieren, wie wir es aus der afrikanischen Welt kennen. Stattdessen belasten wir aber die Wirbelsäule richtig, indem wir beim Tragen spüren, wie die Arme gleichmäßig auf beiden Seiten von einer zentrierten Körperachse hängen. Je schwerer die Last, umso länger visualisieren wir unsere Achse. Die Hauptrepräsentantin dieser Achse ist natürlich die Wirbelsäule, die wir uns beim Tragen gleichzeitig nach unten und nach oben in die Länge denken.

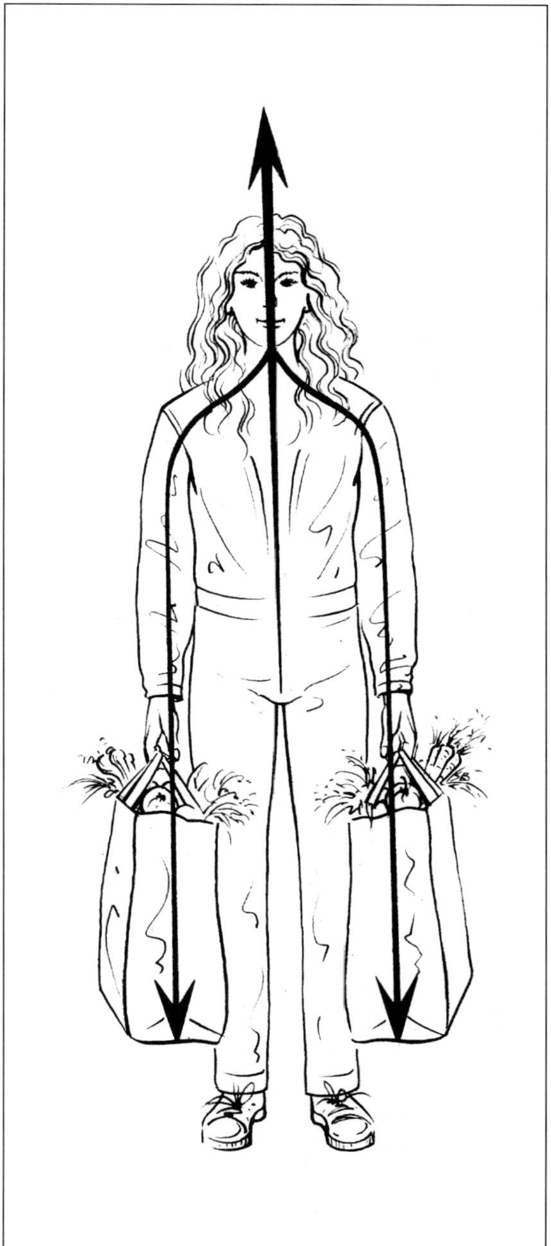

Hilfe für den Nacken

Nackenschmerzen sind eine weit verbreitete Plage. Neben den lokalen Schmerzen können sie mitverantwortlich sein für Übelkeit, Migräne und Kopfschmerzen. Die meisten Nackenschmerzen lassen sich mit Hilfe von Haltungsschulung, verbesserter Beweglichkeit und Elastizität – und auch durch Bewusstwerdung der psychologischen Faktoren – lösen. Die Angst sitzt ja bekanntlich im Nacken. Aber nicht nur diese, sondern auch geistige Unbeweglichkeit, Sturheit, Wut und Missmut.

Wir können solche psychischen Probleme auch körperlich angehen. Wird unser Nacken elastisch, verschwindet oft auch die Angst. Die biomechanischen Aspekte wiegen in diesem Bereich schwer. Wer seinen fünf Kilogramm schweren Kopf immer zu weit vorgeschoben hält, der hat seine Nackenmuskeln zum Gulag ver-

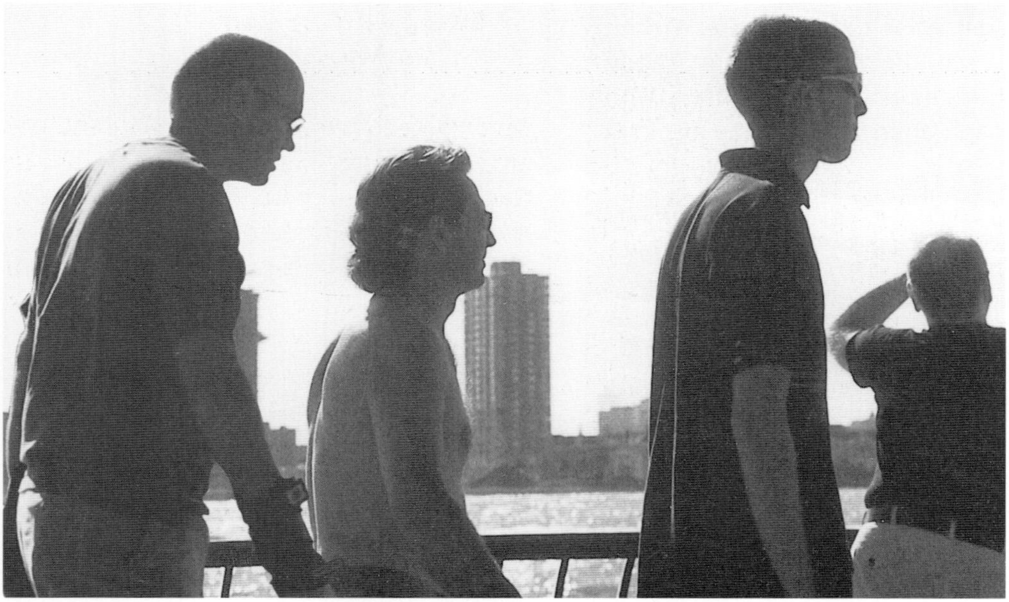

urteilt. Solange die Nackenmuskeln verspannt sind, kann das Gewicht des Kopfes nicht effizient auf die Wirbelsäule übertragen werden. Entspannen sich die Nackenmuskeln, entsteht ein spontanes Gefühl der Aufrichtung in der Brustwirbelsäule.

Nackenfreiheit

Wie geht es Ihnen gerade? Kann Ihr Kopf trotz Lesens locker auf der Halswirbelsäule sitzen oder plagen Sie sich wieder einmal mit Nackenschmerzen herum, deren Ursache Sie gern kennen und beheben möchten? Ehe wir das Problem von Nackenverspannungen im Detail angehen, empfehle ich die folgenden Übungen, um den Nackenmuskeln eine erste Dosis Lockerheit zu schenken.

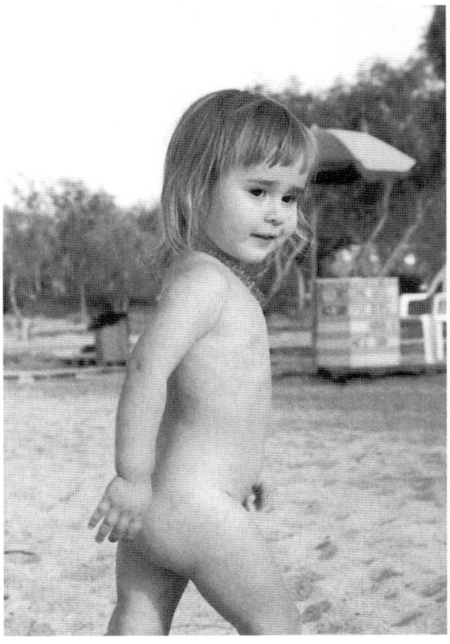

Energieströmung im Nacken

Bevor wir beginnen, bewegen wir den Kopf ein wenig und stellen fest, wie es den Nackenmuskeln geht. Wie schon im Kapitel »Energieball in der Hand« beschrieben (siehe Seite 28) reiben wir nun unsere Hände einige Augenblicke lang, bis etwas Wärme entsteht. Nun halten wir sie fünf bis zehn Zentimeter voneinander entfernt und stellen uns vor, dass Energie von einer Hand zur anderen fließt – von links nach rechts oder von rechts nach links, je nach Gefühl. Wir versuchen, diesen Energiefluss zwischen den Händen ganz gelassen zu aktivieren und ihn konstant in eine Richtung fließen zu lassen, ohne uns dabei anzustrengen. Unsere entspannte Atmung hilft uns dabei.

Nun heben wir die Hände, die wir immer noch einander gegenüber halten, in die Höhe und legen sie auf beide Seiten des Nackens. Die Finger der beiden Hände werden sich dabei etwas überlappen. Wir stellen uns immer noch diesen Energiestrom vor, nur dass er jetzt durch die Nackenmuskulatur hindurchströmt. Die Energie durchfließt den Nacken wie ein feiner Hauch. Wir bleiben mindestens eine Minute lang in dieser Position und schaukeln dabei ganz sanft mit dem Kopf. Nachdem wir die Hände weggenommen haben, nicken wir ein wenig und prüfen, ob die Muskulatur sich jetzt lockerer anfühlt.

Schädelbasis und Gehirn

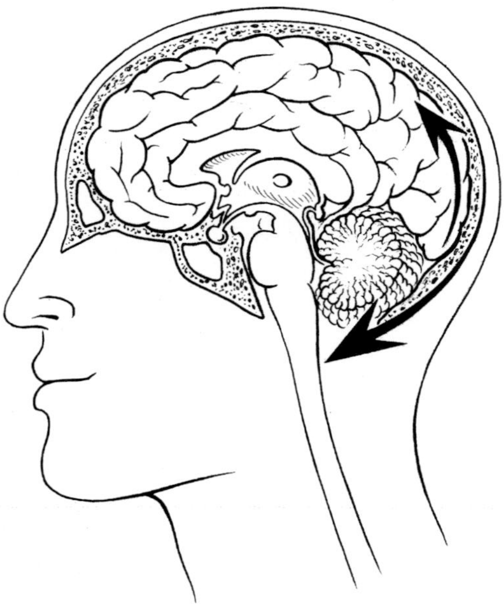

Das Gehirn besitzt eine gewisse Bewegungsfreiheit gegenüber dem Schädel. Es ist wichtig, dass wir diese Beweglichkeit nicht verlieren und sie mit Hilfe der Visualisation trainieren.

Wir legen unsere Hände auf den Hinterkopf und heben ihn ein wenig nach oben, während wir visualisieren, wie unser Gehirn in die Gegenrichtung gleitet. Es ist, als ob wir eine Kugel in unserem Schädel bewegen würden. Diese Kugel ist unser Gehirn. Nun senken wir den Hinterkopf leicht wieder nach unten und visualisieren die Gegenbewegung des Gehirns nach oben. Wir wiederholen dieses Bewegen-Gegenbewegen etwa fünfmal, bevor wir unsere Hände wegnehmen und spüren, wie sich der Nacken anfühlt.

Den Nacken ausruhen

Manchmal ergeben sich Gelegenheiten, den Nacken auszuruhen – wie ich es an einer Autobahnraststätte einmal erlebte. Ein warmer Stein lud förmlich zur Nackenentspannung ein. Halten Sie Ausschau nach solchen oder anderen Möglichkeiten, dem Nacken etwas Gutes zu tun. Ihrer Phantasie sind dabei keine Grenzen gesetzt.

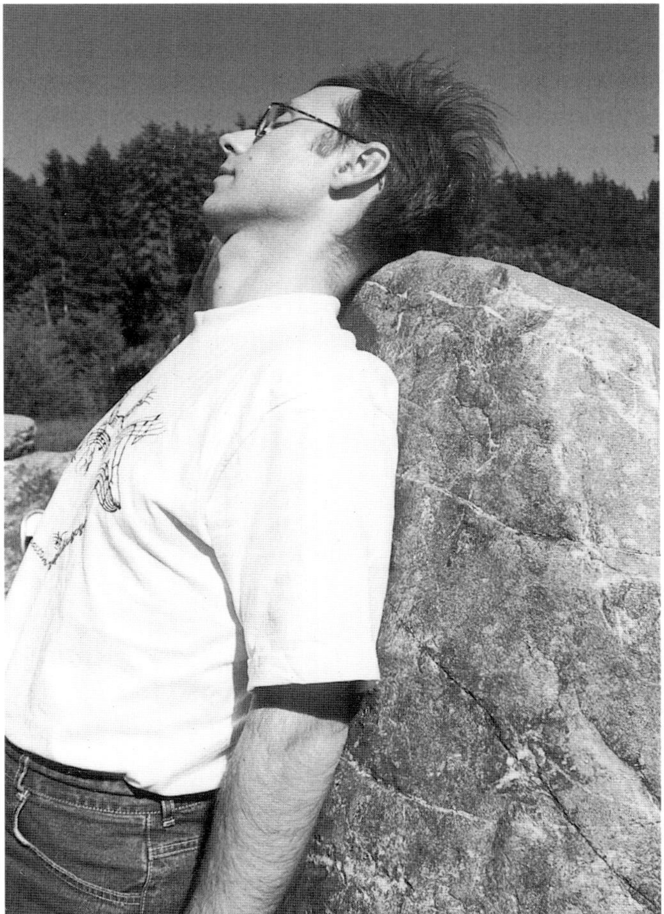

Der Hals beginnt im Rücken

Viele Nackenprobleme finden ihren Ursprung in der oberen Halswirbelsäule, weil die Halskurve (Lordose) stark von der Situation in der Brustwirbelsäule abhängt und andererseits viele Muskeln von hier in den Nacken ausstrahlen. Obwohl wir bei folgenden Experimenten ein gewisses Dehnungsgefühl im Brustbereich haben und uns zunächst nicht ganz bequem fühlen werden, versuchen wir, uns ganz zu entspannen und ruhig zu atmen. Wir sehen die Situation als eine Metapher fürs Leben: Ruhe bewahren in einer leicht unangenehmen Situation. Bei beiden Experimenten erleben wir durch eine Verkürzung der Muskeln gleichzeitig eine Verlängerung und eine Entspannung. Dies geschieht, weil die Muskeln auf eine »frische« – also nicht chronische – Verkürzung mit Verlängerung reagieren.

Der Ball zwischen den Schulterblättern

Wir legen einen sehr weichen Ball zwischen die Schulterblätter. Wer keinen solchen hat, sollte ein gerolltes Tuch verwenden. Wir bleiben ganz ruhig und versuchen, die Situation zu genießen. Zur Steigerung der Wirkung empfiehlt es sich, die Arme ein wenig zu bewegen, anzuheben und neben dem Kopf seitlich nach oben zu strecken.

Nach drei Minuten entfernen wir den Ball und beobachten, was in den Schultern geschehen ist.

Weicher Ball – weicher Nacken

Wir legen den weichen Ball oder das gerollte Tuch nun unter den Nacken. Dabei sollte sich unser Nacken auf dem Ball/dem Tuch ausruhen können, ohne dass das Kinn nach oben gedrückt wird. (Falls diese Übung in irgendeiner Weise schmerzt, sollten wir sie nicht ausführen.) Wir stellen uns nun vor, wie die Halswirbelsäule langsam nach unten in das Tuch hineinsinkt.

Nach drei Minuten entfernen wir das Tuch/den Ball und genießen die Wirkung.

Vier Gelenke

Wenn man den Schädel von unten betrachtet, sieht man vier größere Gelenkflächen. Am Rand des Schädelloches befinden sich die beiden Gelenkhöcker (Kondylen) der Schädelbasis. Diese beiden Rundungen passen genau in zwei Mulden auf dem obersten Wirbel, dem Atlas, und ermöglichen die Nick-Bewegung. In diesem Gelenk kann der Kopf in beträchtlichem Maße nach hinten geneigt werden, ohne dass die Halswirbelsäule geknickt wird – eine Bewegung, die wir öfter bei Kleinkindern beobachten, die für Erwachsene wegen ihrer schlechten Kopfhaltung problematisch sein kann, richtig ausgeführt aber eine willkommene Abwechslung für die Halsmuskulatur ist.
Im großen Bild ist die Schädelbasis zu sehen, im kleinen Bild die Schädelbasis mit den angrenzenden oberen Wirbeln Atlas und Axis.

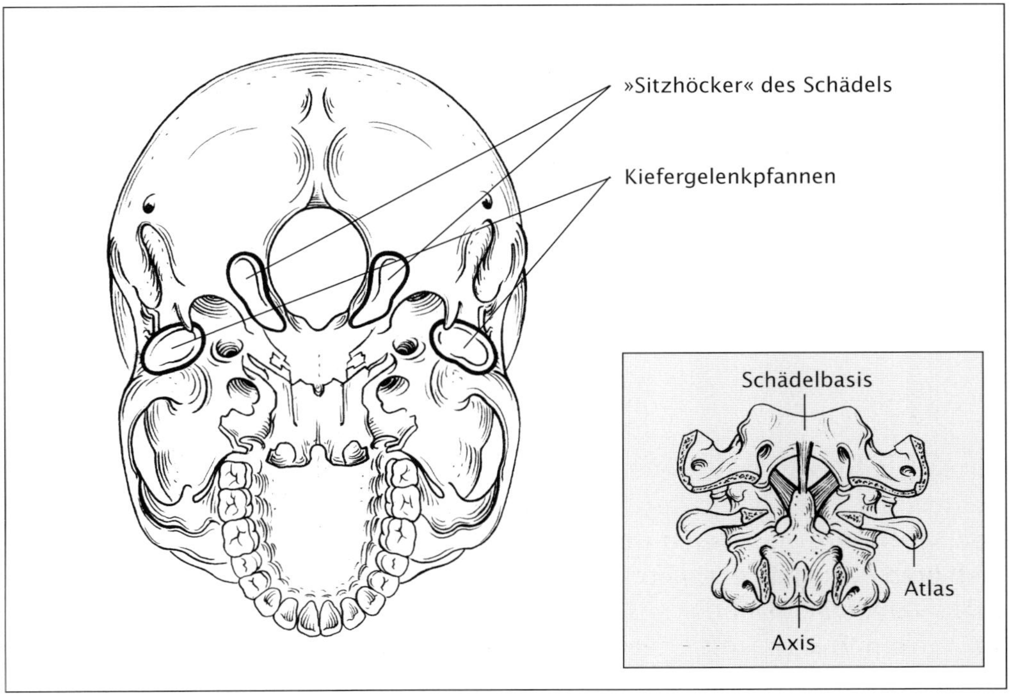

Ich nenne die Kondylen der Schädelbasis auch die »Sitzhöcker des Kopfes«. Die zwei anderen Gelenke, die wir auf der Unterseite des Schädels sehen, sind die Kiefergelenkpfannen, es handelt sich also im Gegensatz zu den Kondylen der Schädelbasis um Vertiefungen, in die die Gelenkwalze des Kiefers hineinpasst. Diese vier Gelenke sind entscheidend für die Kopfhaltung und den Zustand des Nackens. Es gilt sie zu entdecken und zu spüren.
Der oberste Wirbel, der Atlas, besitzt einen langen Querfortsatz, aber kaum einen Dornfortsatz nach hinten. Er hat keinen Wirbelkörper und sieht aus wie ein Ring mit Flügeln. Dies ist ein sehr zarter Knochen, wenn man berücksichtigt, dass er den Kopf trägt. Das Gelenk zwischen dem Atlas und der Schädelbasis ist eine der beweglichsten Stellen der Wirbelsäule – das Rückenmark darf dort nicht eingeklemmt werden. Aus dem gleichen Grund hat sich hier jedoch schnell eine schlechte Haltung etabliert. Der zweitoberste Wirbel, Axis genannt, besitzt im Gegensatz dazu einen länglichen Wirbelkörper, dazu einen langen Dornfortsatz, den man gut spüren kann, aber kaum Querfortsätze.
Der Dens Axis ragt in den Atlas hinein und bildet eine Drehachse (daher der Name) für den Atlas. Die beiden Querfortsätze des Atlas und der Dornfortsatz des Axis sind wichtige Anhaltspunkte für den Zustand des Nackens. Wir können die Querfortsätze des Atlas unter dem Warzenfortsatz des Schläfenbeins ertasten. Den Dornfortsatz des Axis finden wir als markanten Punkt im oberen Teil des Nackens.

Gleiten wie ein Deo-Stick

Wir lassen die Finger den Hinterkopf entlang nach unten gleiten, bis wir eine kleine Grube entdecken. In dieser Grube finden wir unter der Haut eine knöchernen Spitze, dies ist der Dornfortsatz des Axis. Wir berühren die Grube ganz sanft und stellen uns vor, wie wir durch die Nackengrube ein- und ausatmen. Wir atmen auch durch den Dornfortsatz des Axis, als wäre er das Mundstück einer Flöte.
Dann ertasten wir hinter den Ohrläppchen mit den Fingern den Warzenfortsatz des Schläfenbeins. Gleich unter dem Warzenfortsatz können wir die Querfortsätze des Atlas erahnen. Das Gelenk, welches unseren Schädel mit dem Atlas verbindet, befindet sich jetzt genau zwischen unseren beiden Fingern. Wir stellen uns vor, dass hier ein Luftkissen den Schädel trägt, so dass das Gelenk entlastet wird. Die Kursteilnehmerin Judith Conrad schlug einmal ein

geniales Bild für die Kondylen der Schädelbasis vor: den runden und gleitenden Teil eines Deo-Sticks, der genau in die Mulden des Atlas passt und spielerische Gleitbewegungen zulässt. Nicken Sie mit dem Kopf minimal nach vorn und zurück und spüren Sie, wie der Deo-Stick gleitet. Natürlich können Sie Ihre Lieblings-Duftnote dazu imaginieren.

Die Muskeln des Atlas und des Axis

Hinter den Sitzhöckern des Kopfes befinden sich kurze, tiefe Nackenmuskeln, die für die Feineinstellung des Kopfes verantwortlich zeichnen. Es sind dies die geraden und schrägen Hinterhauptbein-Muskeln (Subocciptalen), die allesamt paarig angelegt sind.

Das Hinterhauptbein wird im Folgenden mit HB abgekürzt: Der große HB-Muskel setzt am Dornfortsatz des Axis an und verläuft zum HB. Der kleine zieht vom Dornfortsatz des Atlas zum HB. Beide können den Kopf nach hinten neigen, seitbeugen und etwas drehen. Der untere schräge zieht vom Dornfortsatz des Axis zum Querfortsatz des Atlas. Der obere schräge verläuft vom Querfortsatz des Atlas zum HB. Diese Muskeln sind meist chronisch verspannt, denn sie werden im Alltag selten so richtig verlängert. Neigen wir unseren Kopf im Schä-

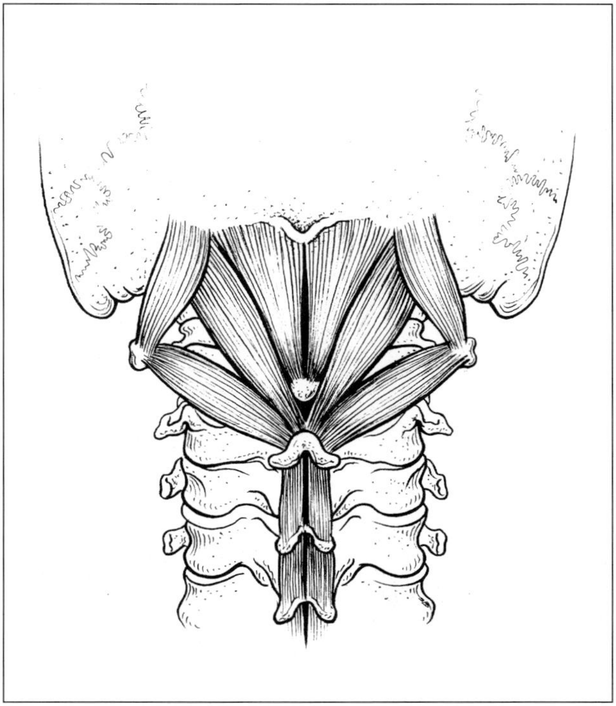

delbasis-Atlas-Gelenk nach vorn, so verlängern sich diese Muskeln. Die meisten Erwachsenen beugen aber die Halswirbelsäule und den ganzen Rücken, um nach unten zu schauen – und bleiben im oberen Nacken verkürzt. Ganz im Gegensatz dazu das Kleinkind, welches mit Hilfe des Schädelbasis-Atlas-Gelenks nach unten blickt und somit diese Muskeln verlängert.
Weil die HB-Muskulatur so nahe am Schädelloch mit dem durchtretenden Rückenmark liegt, sind in diesem Bereich Verspannungen ein gravierender Störfaktor für das Nervensystem. Denn es braucht keineswegs viel Druck, um die Leitfähigkeit eines Nervs zu beeinträchtigen. Nicht nur Nacken- und Rückenschmerzen können die Folge sein, sondern darüber hinaus Kopfweh, Migräne und insgesamt ein Mangel an Energie.

Mit den Nackenmuskeln gleiten

Diese Übung kann die gesamte Wirbelsäule entspannen helfen. Wir gleiten mit den Fingern am Hinterkopf nach unten, bis wir auf die Nackenmuskulatur treffen. Wir neigen mit entspanntem Kiefer den Kopf ganz leicht nach hinten, damit wir mit unseren Fingern etwas tiefer in die Nackenmuskulatur eintauchen können – schmerzt es stark, bleiben wir mit den Fingern an der Oberfläche. Nun führen wir kleine, kreisende Bewegungen aus und stellen uns vor, wie diese Muskulatur ganz weich wird. Wir atmen dabei ganz locker und lassen den Kiefer hängen.
Jetzt schaukeln wir mit dem Kopf auf dem Atlas ein wenig vor und zurück und spüren, wie sich die Nackenmuskeln verlängern und verkürzen. Wir erinnern uns an das Gleitgefühl im Muskel (siehe Seite 74 f. und Seite 92) und versuchen dies in den Nackenmuskeln wahrzunehmen. Es kann sein, dass der Nacken keine Ahnung vom Gleiten hat, dies ist am Anfang üblich. Da heißt es: Nicht aufgeben!
Jetzt etwas für die fortgeschrittenen VisualisiererInnen (darf natürlich von allen probiert werden): Das Gleitmittel für die Muskulatur nennt sich ATP (Adenosintriphosphat). Es ermöglicht das Loslassen der einzelnen Muskelfasern. Das ATP wird von unseren kleinen Zellorganellen – genannt Zelleinschlüsse, Mitochondrien – produziert. Wir stellen uns nun vor, dass reichlich ATP in die Muskelfasern hineinfließt. Dieser »Weichmacher« sorgt für ein ganz freies Gleiten im Nacken. Ist ATP vorhanden, bleibt Bewegung im Muskel.

Der Stern

Wer hätte gedacht, dass hinten am Nacken ein Stern leuchtet! Dieser Stern besteht aus verschiedenen Muskeln, die alle vom Dornfortsatz des Axis ausstrahlen. Wir können uns einen richtigen funkelnden Stern vorstellen oder mit Hilfe der Atmung ein Gefühl des Ausweitens und Ausdehnens um den Atlas herum kreieren.
Dabei hilft es, sich vorzustellen, dass der Atlas ganz breit wird, als würde er an den Querfortsätzen wie Kaugummi in die Länge gezogen. Wir spüren ein den Hinterkopf tragendes Fließen, das aus der Nackengrube strömt. Gleichzeitig entspannen sich die Dornfortsätze nach unten.

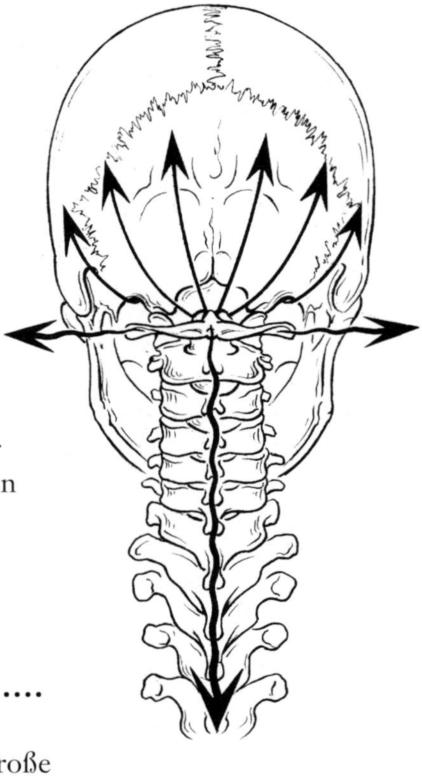

Für die Wissensdurstigen: Die Muskeln, die schräg nach oben ziehen, heißen Rectus capitis major und Obliquus capitis inferior. Die Muskeln, die nach unten ziehen, sind der Multifidus und der Sempispinales cervicis und der senkrecht nach unten verlaufende Muskel ist der Interspinales.

Der Kopfwender

Der Kopfwender (Sternocleidomastoideus) ist der große Muskel, der an der Seite des Halses bei den meisten Menschen gut sichtbar und tastbar ist. Wenden Sie den Kopf nach links, so spüren Sie einen dicken Wulst, der beim Brustbein beginnt und nach oben zum Warzenfortsatz zieht. Dies ist der Kopfwender. Es ist der Muskel, der den Kopf nach vorn zieht, wenn man eine aggressive Grimasse schneidet. Gleichzeitig ist er ein Kopfdreher und auch Seitenneiger. Er hat zwei Ursprünge: einen am Schlüsselbein und einen am Brustbein. Die beiden Muskelköpfe vereinen sich und enden am Warzenfort-

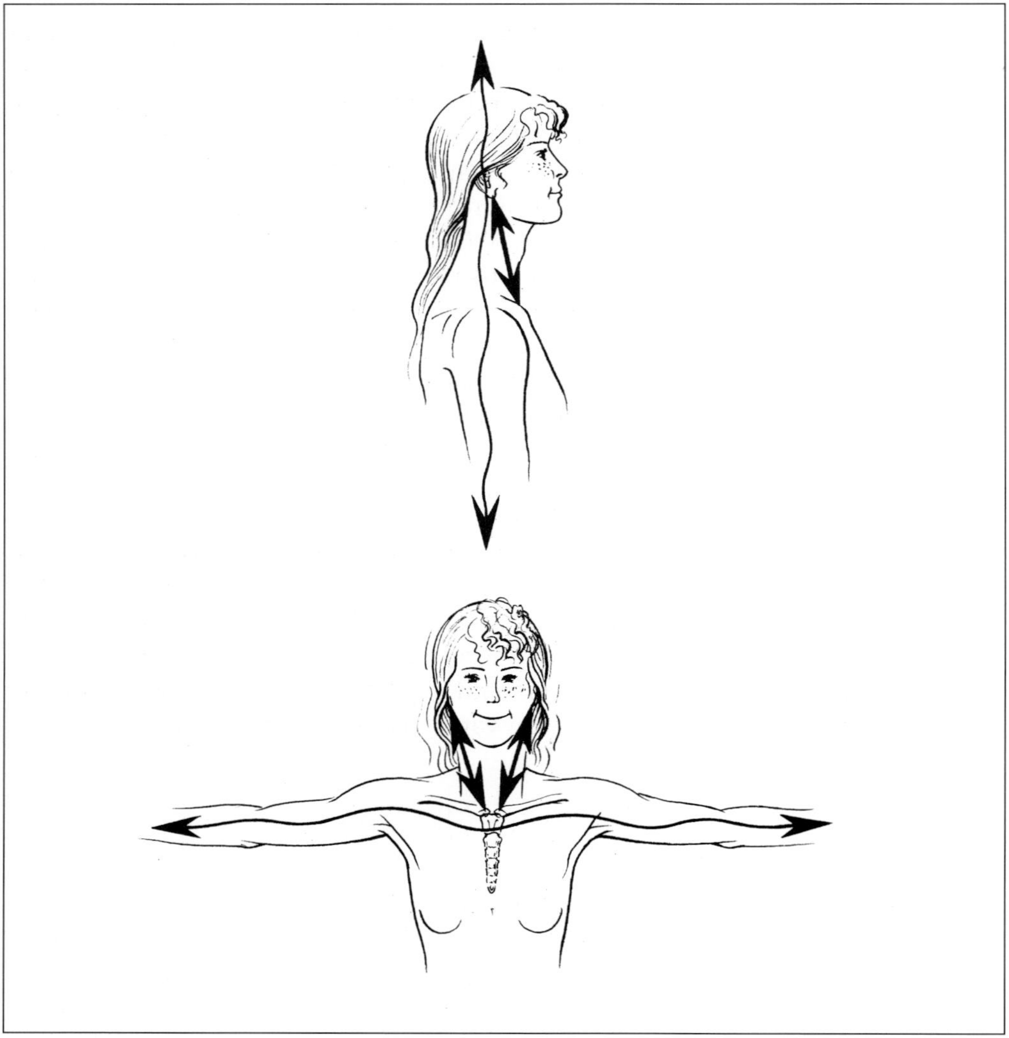

satz des Schläfenbeins. Es ist wichtig, diesen Muskel ab und zu seine volle Länge erleben zu lassen. Tut er dies, so stellen sich erstaunliche Gefühle der Hals- und Armverlängerung ein. Der Kopf scheint seinen richtigen Platz zuoberst auf der Wirbelsäule zu finden und die Arme haben mehr Bewegungsfreiheit.

Verlängerung des Kopfwenders

Die Halswirbelsäule soll bei dieser Dehnung lang bleiben und nicht einknicken. Als Erstes nicken wir mit unserem Kopf nach vorn, so dass der Kiefer etwas näher an den Brustkorb herankommt. Diese Bewegung sollte ausschließlich im Schädelbasis-Atlas-Gelenk stattfinden. Anschließend neigen wir den Kopf nach links, so dass eine lange Kurve in der Halswirbelsäule entsteht. Wir drehen den Kopf dann nach rechts und schauen zurück in die Richtung, aus der wir gekommen sind. Wir atmen locker und spüren, wie der Kopfwender sich verlängert – wie Watte, die man auseinander zieht.

Der Hauptfehler, der bei dieser Verlängerung oft gemacht wird, ist, dass der Kopf beim Drehen nach rechts seine Vorneigung verliert. Gewiss handelt es sich um keine einfache Bewegung, aber es ist wichtig, auf die korrekte Ausführung zu achten.

Nun wiederholen wir die Sequenz auf der anderen Seite: Wir nicken mit unserem Kopf nach vorn, so dass der Kiefer etwas an den Brustkorb herankommt. Diese Bewegung sollte ausschließlich im Schädelbasis-Atlas-Gelenk stattfinden. Dann neigen wir den Kopf nach rechts, so dass eine lange Kurve in der Halswirbelsäule entsteht. Wir drehen den Kopf nach links und schauen zurück in die Richtung, aus der wir gekommen sind. Wir atmen locker und spüren, wie der Kopfwender sich verlängert – wie Watte, die man auseinander zieht.

Kiefermuskulatur lösen

Der Kiefer mit seiner Muskulatur ist ein richtiges Auffanglager für Verspannungen. Wir halten den Mund, wenn wir eigentlich etwas sagen wollten, und verspannen den Kiefer, wenn wir essen, aber aus Diätgründen eigentlich nicht dürften. In der Wut und in der Trauer spannen wir den Kiefer an – aber auch beim Sprechen mit einer schlechten Haltung. Das Kiefergelenk benützen wir mehr als jedes andere im Körper. Mabel Todd wies darauf hin, dass der hintere Teil des Unterkiefers – in Gelenknähe – der schwerere sei. Man stelle sich vor, wie dieser Teil am Schläfenbein nach unten hängt.

Die stärksten Muskeln des Körpers – außer der Gebärmutter bei Frauen – sind die Kieferschließer. Kiefer*öffner* hingegen sind schlecht vertreten. Das Öffnen wird vor allem durch ein Entspannen der Schließer bewirkt. Scheinbar war einmal das Zubeißen für das Überleben wichtiger als das Gähnen. Viele Menschen erleben den Beginn einer Migräne- oder Kopfweh-Attacke als Verspannung im Kiefer. Wenn sich diese Muskeln lösen, wirkt das Wunder bei Nacken und Schultern. Aber aufgepasst! Es verhält sich so wie beim Staubwedeln: Wer in einem staubigen Zimmer zu putzen beginnt, der wirbelt erst mal den Staub auf. Für den Kiefer bedeutet das: Entspannung des Kiefergelenks kann zunächst Gähnen, Müdigkeit, sogar leichten Schwindel erzeugen. Aber diese Phase zu überstehen lohnt sich. Bei folgendem Experiment ist wichtig zu wissen, dass wir bei der Berührung jederzeit eine Pause einlegen dürfen – damit wir uns nicht zu sehr anstrengen, wenn die Hände über längere Zeit das Kiefergelenk oder die Kiefermuskeln berühren müssen.

Die Ohren öffnen

Wir stecken einen Finger sanft ins Ohrloch. Öffnen wir den Kiefer, so spüren wir, wie das Loch größer wird. Der Grund: Vor dem Ohr befindet sich das Kiefergelenk. Wir spüren beim Bewegen des Kiefers, wie sich das Kiefergelenk am vorderen Rand des Ohrknorpels bewegt. Der Kiefer schiebt sich beim Öffnen des Mundes nach vorn. Der Gelenkkopf bewegt sich nach unten und nach vorn, wenn wir den Mund weit öffnen. Wir spüren nun, wie die Ohröffnung ganz weit und geräumig wird, wenn wir den Kiefer langsam öffnen. Es ist tatsächlich so, dass wir besser hören, wenn wir den Mund öffnen! Wenn wir vor Staunen den Kiefer hängen lassen, versetzen wir uns wohl in bessere Hörbereitschaft für weitere unglaubliche Nachrichten.
Wir legen wieder einen Finger ins Ohr und sagen laut »Ja Ja Ja Ja Ja«, so als wären wir etwas gelangweilt, also mit einem schlaffen Gefühl im Kiefer. Wir spüren, wie der Gelenkkopf vor der Ohröffnung vor- und zurückgleitet.

Kieferrand, Teigrand

Legen wir unsere rechte Hand im »Oh-weh-Stil« auf die rechte Wange, so kommt der Daumen auf dem Kieferwinkel zu liegen. Dies ist eine Ecke des Kiefers, die man gut spüren kann. Wir massieren diese Stelle einen Augenblick lang und gleiten dann mit unserem Daumen dem inneren Rand des